Clémence Savage

Vécu des médecins généralistes face aux erreurs de diagnostic

Clémence Savage

Vécu des médecins généralistes face aux erreurs de diagnostic

Analyse qualitative de dix-huit entretiens semi-dirigés

Presses Académiques Francophones

Impressum / Mentions légales
Bibliografische Information der Deutschen Nationalbibliothek: Die Deutsche Nationalbibliothek verzeichnet diese Publikation in der Deutschen Nationalbibliografie; detaillierte bibliografische Daten sind im Internet über http://dnb.d-nb.de abrufbar.
Alle in diesem Buch genannten Marken und Produktnamen unterliegen warenzeichen-, marken- oder patentrechtlichem Schutz bzw. sind Warenzeichen oder eingetragene Warenzeichen der jeweiligen Inhaber. Die Wiedergabe von Marken, Produktnamen, Gebrauchsnamen, Handelsnamen, Warenbezeichnungen u.s.w. in diesem Werk berechtigt auch ohne besondere Kennzeichnung nicht zu der Annahme, dass solche Namen im Sinne der Warenzeichen- und Markenschutzgesetzgebung als frei zu betrachten wären und daher von jedermann benutzt werden dürften.

Information bibliographique publiée par la Deutsche Nationalbibliothek: La Deutsche Nationalbibliothek inscrit cette publication à la Deutsche Nationalbibliografie; des données bibliographiques détaillées sont disponibles sur internet à l'adresse http://dnb.d-nb.de.
Toutes marques et noms de produits mentionnés dans ce livre demeurent sous la protection des marques, des marques déposées et des brevets, et sont des marques ou des marques déposées de leurs détenteurs respectifs. L'utilisation des marques, noms de produits, noms communs, noms commerciaux, descriptions de produits, etc, même sans qu'ils soient mentionnés de façon particulière dans ce livre ne signifie en aucune façon que ces noms peuvent être utilisés sans restriction à l'égard de la législation pour la protection des marques et des marques déposées et pourraient donc être utilisés par quiconque.

Coverbild / Photo de couverture: www.ingimage.com

Verlag / Editeur:
Presses Académiques Francophones
ist ein Imprint der / est une marque déposée de
OmniScriptum GmbH & Co. KG
Heinrich-Böcking-Str. 6-8, 66121 Saarbrücken, Deutschland / Allemagne
Email: info@presses-academiques.com

Herstellung: siehe letzte Seite /
Impression: voir la dernière page
ISBN: 978-3-8381-4532-7

Zugl. / Agréé par: Lille, Université Lille 2, 2014

Copyright / Droit d'auteur © 2014 OmniScriptum GmbH & Co. KG
Alle Rechte vorbehalten. / Tous droits réservés. Saarbrücken 2014

Le maître (l'architecte Le Corbusier) visite le chantier à un moment précis de la construction. Or il aperçoit tout de suite une planche appliquée sur le rebord latéral d'une fenêtre, comme pour le masquer. Il pressent là quelque chose d'un peu louche ; il écarte alors la planche, et s'aperçoit que le rebord en question n'est pas tout à fait à l'aplomb ! Voyant que le patron est en train de réaliser la chose, un ouvrier se précipite : « Là, nous avons un peu raté notre coup ; nous avions pensé qu'il serait sans doute mieux que vous ne le remarquiez pas et c'est pour cela que nous avons posé la planche à cet endroit. » Fureur de Le Corbusier : « Comment ? Dites-vous bien que je suis en profond désaccord avec votre comportement ! Plutôt que de poser une planche pour masquer l'affaire, j'aimerais qu'on applique ici une pancarte portant en lettres d'or cette inscription : « Ceci est un travail d'homme, or l'homme qui ne se trompe pas n'est pas un homme. »

Dans « Documents Episcopat » n°9/2006

« Lorsque les médecins étaient ignares, ils étaient sacrés ; lorsqu'ils sont devenus savants mais toujours inefficaces, ils étaient respectés ; maintenant qu'ils sont savants et efficaces, ils sont suspectés. »

Pr Guiraud-Chaumeil, ancien président de la Société Française de Neurologie et membre de la Haute Autorité de Santé.

« L'individu médecin fait partie des soins au même titre que ses divers outils diagnostiques ou thérapeutiques, les ressources qu'il mobilise ou les contraintes auxquelles il est soumis. Il mérite d'être respecté et accompagné avec attention et dignité non seulement pour son savoir et son statut social mais aussi pour son engagement au cœur de l'humanité. »

E. Galam dans « L'erreur médicale, le burn out et le soignant »

Sommaire

Introduction 7
  I. L'erreur médicale en France en 2013 7
    A. Impression générale 7
    B. Actualités des recherches autour des erreurs médicales et de leur impact 8
  II. Objectifs de l'étude 9
Méthode 11
  I. Type d'étude 11
  II. Population étudiée et mode de recrutement 11
  III. Guide d'entretien et réalisation des entretiens 12
    A. Création du guide d'entretien 12
    B. Réalisation des entretiens 12
  IV. Analyse des entretiens 12
Résultats 13
  I. Caractéristiques des entretiens et de la population étudiée ... 13
    A. Entretiens 13
    B. Population étudiée 13
  II. Vécu des médecins généralistes 14
    A. Sentiments sur l'erreur, le retard et le diagnostic en médecine générale 14
      1. L'erreur 14
      2. Le retard 18
      3. Le diagnostic 19
      4. La faute 20
      5. La relation avec les patients vis-à-vis du risque d'erreur ... 21
    B. Sentiments et réactions du médecin après une erreur ... 22
      1. Les sentiments du médecin après l'erreur 22
      2. Les réactions du médecin après l'erreur 25
      3. Le médecin pense d'abord au patient après l'erreur ... 27
      4. Les réactions envers le patient après l'erreur 27
      5. Le médecin parle ou non de son erreur 29
      6. Les sentiments suite à un procès 31
    C. Facteurs influençant le vécu du médecin 31

1. Le médecin lui-même 31
2. Son sentiment de responsabilité dans l'erreur 32
3. Le fait de parler de l'erreur et les relations avec ses confrères 33
4. Le patient 33
5. La relation avec le patient 34
  D. Vécu par rapport à une erreur de confrère 36
III. Facteurs influençant la survenue des erreurs 36
  A. Facteurs favorisants 36
1. Dépendants du médecin 37
2. Dépendants du patient 40
3. Dépendants des contraintes en médecine générale 42
4. Dépendants du contexte 43
5. Dépendants de la pathologie 44
6. Dépendants du système de soins 44
  B. Facteurs évitants 45
1. Dans sa vie personnelle 45
2. Dans sa pratique 45
IV. Conséquences dans leur pratique 49
  A. Dans la pratique personnelle 49
1. Conséquences globales 49
2. Dans la démarche diagnostique 50
  B. Dans la relation avec les patients 51
  C. Dans la relation avec ses confrères 51
  D. Dans la relation avec le système de soins 51
  E. Pas ou peu de conséquences dans leur pratique suite à l'erreur 51
  F. Durée variable des conséquences 52

Discussion 53
I. Avantages et limites de l'étude 53
  A. Forces 53
1. L'objet de recherche 53
2. La méthodologie 53
3. La diversité et la représentativité de la population étudiée 54
4. Diversité des résultats 55
  B. Faiblesses 55
1. Biais de recrutement 55
2. Biais de mémoire 55

3. Biais d'expression 55
 4. Biais d'investigation 56
 5. Biais d'interprétation 56
 6. Définition du mot erreur et multiplicité des expériences vécues.....56
II. Interprétation des résultats 57
  A. L'erreur de diagnostic en médecine générale 57
    1. Réactions à l'évocation des erreurs en médecine générale............57
    2. Définitions 58
    3. L'incertitude diagnostique en médecine générale.........................60
    4. Gestion du risque et des patients 64
  B. Sentiments et réactions des médecins après une erreur 65
    1. Sentiments 65
    2. Penser au patient prioritairement...68
    3. Prise de recul, reconnaissance et rétrospection sur l'erreur 68
    4. Regard personnel du médecin sur son erreur................................69
    5. Se protéger 70
    6. Besoin et difficultés de parler...70
    7. Réactions vis-à-vis du patient 71
  C. Facteurs influençant le vécu 73
    1. Caractéristiques personnelles du médecin 73
    2. L'erreur..74
    3. Le patient 75
    4. Relations avec ses confrères et parole autour de l'erreur..............76
  D. Vécu d'un procès 76
  E. Vécu d'une erreur de confrères 77
  F. Facteurs favorisant l'erreur..77
    1. Nombreux et variés 77
    2. Analyse 78
  G. Facteurs évitant l'erreur et conséquences 79
    1. Facteurs évitants 79
    2. Conséquences 80
Conclusion et Perspectives 82
I. Résultats principaux..82
II. Perspectives 83
  A. Faire évoluer les mentalités : développer les concepts
     d'incertitude et de tolérance..83

- B. Organiser des formations sur le thème des erreurs et améliorer la réflexivité 84
- C. Aborder l'erreur en formation initiale ? 86
- D. Parler des erreurs et diversifier les lieux d'écoute et d'échanges 87
- E. Favoriser la déclaration d'erreurs 89
- F. Poursuivre les recherches 90

Références 91
Annexes 95

Introduction

I. L'erreur médicale en France en 2013

A. Impression générale

Le terme d'« erreur médicale » reste une notion taboue en France car elle a une forte connotation péjorative aussi bien pour les médecins que pour leurs patients. Pour les médecins, « l'erreur » est parfois confondue avec la notion de « faute » et évoque souvent un échec professionnel, des procédures judiciaires possibles, ainsi que des conséquences graves pour le patient. Elle constitue un paradoxe gênant : provoquer la maladie chez celui qui vient pour être soigné, ce qui est contraire à l'adage : « primum non nocere ». Cette notion est aussi dérangeante pour les patients qui veulent avoir confiance en la médecine.

Pourtant il y a là un véritable enjeu de santé publique. Il est difficile d'établir un nombre précis « d'erreurs » par an ou par médecin et d'en estimer les conséquences. Les chiffres sont importants et certainement plus qu'on ne le croit (1) car ils se basent sur les déclarations des compagnies d'assurance ou sur des études estimant le nombre d'hospitalisations évitables (2). Mais beaucoup d'erreurs ne sont pas référencées :
- Certaines n'ont pas de conséquences graves nécessitant une hospitalisation
- Certaines sont gérées à l'amiable avec le patient
- Certaines n'ont pas été reconnues comme telles par le praticien ni par le patient. En effet, l'impact négatif des erreurs sur les médecins (3) peut les amener à des conduites de dénégation ou d'oubli de leurs erreurs (4).
- D'autres encore se produisent dans des situations particulières où il est difficile de faire la part des choses entre l'évitable et le non évitable.

L'étude et la compréhension des erreurs a pour but d'améliorer la qualité des soins. Il est parfois délicat de rechercher si une erreur est effectivement survenue, cependant cette démarche semble primordiale pour agir en faveur de leur prévention.

B. Actualités des recherches autour des erreurs médicales et de leur impact

« Pour éviter ou corriger les erreurs, il faut d'abord être en mesure de les reconnaître. » La première parution en France concernant l'impact sur les médecins de l'erreur médicale est l'ouvrage-référence de P. Klotz en 1994 (4). Celui-ci présente de manière inédite une conception pédagogique et non sanctionnante de l'erreur médicale. Il établit une classification hiérarchisée appelée « taxonomie » des erreurs médicales (Tableau 1) pour aider au travail de reconnaissance, d'analyse et donc de prévention de celles-ci. Ce thème a d'abord été approfondi aux Etats-Unis, avec notamment la publication d'un rapport en 1999, demandé par l'Institute of Medicine : « To Err Is Human. Building a Safer Health System» (5). L'année suivante dans la revue britannique Britisch Medical Journal, AW. Wu a instauré la notion de médecin « seconde victime » de son erreur (6). Il déclarait que l'honnêteté du médecin sur ses erreurs permettrait d'améliorer la sécurité du patient en plus de son bien-être personnel.

En juillet 2003, la revue Prescrire titrait en éditorial : « Erreurs en médecine ambulatoire : une recherche balbutiante » (7) Cette même année, l'Académie Nationale de Médecine abordait la nécessité d'analyser les erreurs médicales, englobées dans la notion de « iatrogénie ». La plupart des études à cette période avaient lieu en milieu hospitalier et visaient à mieux connaître la nature des erreurs, leur nombre, leurs causes et les conséquences pour les patients. Cette recherche est indispensable, en revanche à l'époque elle ne s'intéressait que peu au vécu des médecins et les données en soins ambulatoires étaient pauvres.

L'étude de l'impact sur les médecins a repris en France depuis une dizaine d'années. La notion de « seconde victime » a été reprise par E. Galam en 2003 puis dans de nombreuses publications (1,3,8,9). Il a travaillé en partenariat avec R. Amalberti et J. Brami (10) qui développent des concepts et pratiques centrés sur la sécurité du patient en médecine générale.

Concernant les revues médicales, celles-ci se sont également intéressées au sujet avec notamment la publication par la revue Prescrire, d'un supplément en 2005 « Eviter l'Evitable » (11). Pratiques, les cahiers de la médecine utopique, a lui aussi sorti un numéro sur « L'erreur médicale » fin 2012 (12).

En 2011, l'HAS publie un document sur l'annonce d'un dommage associé aux soins car elle considère qu'une formation au dialogue avec le patient fait partie d'une démarche d'amélioration des pratiques professionnelles (13).

La première thèse de médecine traitant de ce sujet a été celle de C. Comte : « Conséquences de l'erreur médicale grave » en 2003 qui insistait sur la valeur pédagogique de l'erreur (14). M. Chanelière en 2005 incluait les erreurs dans la notion plus générale d' « évènements indésirables » (15). E. Venus a interrogé des internes en médecine générale sur ce sujet en 2001 (16). Très récemment en juin 2013, L. Teisserenc a exploré le retentissement psychique des erreurs médicales par une méthode de groupe nominal (17).

II. **Objectifs de l'étude**

Ces recherches sur l'erreur médicale et son impact sur les médecins sont en plein essor ces derniers temps, mais restent malgré tout récentes. Beaucoup de médecins n'en ont pas connaissance et le malaise concernant les erreurs subsiste dans leur vie réelle.

Le ressenti, les réactions des médecins, leurs relations avec le patient nécessitent donc d'être encore explorés. Les facteurs influençant leurs vécus ne sont pas encore bien définis. Il apparait intéressant mais difficile pour un médecin de pouvoir s'exprimer sur ses erreurs. Comment cela se passe-t-il en pratique ?

Les décisions en médecine générale sont prises en situation de relative incertitude étiologique. Pourtant, poser un diagnostic semble être un acte primordial de la médecine. Qu'en est-il lorsqu'une erreur survient particulièrement dans ce domaine en médecine générale ? Quels seraient les paramètres pouvant favoriser ou au contraire, éviter une telle erreur ?

L'objectif principal de cette étude est de mieux comprendre le vécu du médecin généraliste confronté à un retard ou à une erreur de diagnostic. Les objectifs secondaires sont de rechercher quels peuvent être les facteurs favorisant ces erreurs, de quelle manière le médecin en parle ou non, avec le patient ou avec ses confrères et quelles seraient les modifications de sa pratique suite à une erreur.

Méthode

I. Type d'étude

L'étude réalisée est une étude qualitative. Elle consiste en l'analyse d'entretiens semi dirigés enregistrés avec des médecins généralistes installés en médecine libérale dans la région Nord-Pas-de-Calais.

II. Population étudiée et mode de recrutement

L'étude incluait des docteurs en médecine générale, maîtres de stage universitaire ou non, installés en libéral dans le Nord Pas de Calais. Etaient exclus uniquement les médecins maîtres de stage de l'enquêteur. L'échantillonnage a été recherché en variation maximale, de manière orientée et non orientée.

Nous avons d'abord contacté les médecins maîtres de stage à l'université de Lille 2 ayant donné leur accord pour la diffusion de leurs coordonnées aux étudiants qui effectuent des travaux de recherche. Un mail commun descriptif de l'étude leur a été adressé avec les coordonnées de l'enquêteur. Ils étaient invités à joindre l'enquêteur par mail ou téléphone afin de décider d'un rendez-vous pour la réalisation d'un entretien. (Annexe 1)

Dans un deuxième temps, des médecins non maîtres de stage ont été recrutés par téléphone. Il s'agissait de médecins connus indirectement par l'enquêteur ou nommés par des médecins déjà interrogés.

Une durée de 45 min minimum était demandée pour le bon déroulement de chaque entretien. Le nombre de médecins à inclure n'était pas fixé à l'avance.

III. Guide d'entretien et réalisation des entretiens

A. Création du guide d'entretien

Le guide d'entretien (Annexe 2) a été élaboré suivant la méthodologie habituelle pour ce type d'étude. (18–20)
Les thèmes abordés par la suite dans l'entretien visaient à rechercher les différentes facettes du vécu du médecin généraliste face aux erreurs de diagnostic. Des questions ouvertes avaient été rédigées par avance ainsi que des questions de relance.
Le guide d'entretien a été modifié au cours de l'avancement des entretiens.

B. Réalisation des entretiens

L'enquêteur a été le même pour tous les entretiens. Un entretien « test » a été effectué avec un docteur en médecine générale remplaçant.
Des entretiens ont été réalisés jusqu'à ce que l'arrivée à saturation des données ait été confirmée.

IV. Analyse des entretiens

Tous les entretiens ont été retranscrits intégralement au mot près et ont été rendus anonymes par l'enquêteur.
L'analyse a été réalisée de manière thématique après triangulation des données, avec le logiciel NVivo 9. Chaque entretien a d'abord bénéficié d'un codage ouvert indépendant par deux personnes différentes, l'une des deux étant l'enquêteur faute de mieux.
Les codes ont ensuite été rassemblés en différents thèmes selon un codage axial.

Résultats

I. Caractéristiques des entretiens et de la population étudiée

A. Entretiens

Les entretiens ont été réalisés de mai à novembre 2013. Nous avons contacté 113 médecins (104 par mail, 9 par téléphone) et obtenu un total de 29 réponses positives (25 %). Dix-huit entretiens ont été nécessaires pour arriver à la saturation des données. Leur durée variait entre 21 minutes et 84 minutes avec une durée moyenne de 47 minutes. Seize entretiens se sont déroulés dans le cabinet du médecin et deux à son domicile.
Les médecins s'exprimaient dans un registre de langue courant ou familier.

B. Population étudiée

Sexe	Homme : 12	Femme : 6		
Âge	Min : 38 ans	Max : 60 ans	Moy : 51 ans	
Durée depuis l'installation	Min : 6 ans	Max : 30 ans	Moy : 20 ans	
Organisation du cabinet	Seul : 6	Avec un associé : 4	Groupe : 4	Maison médicale : 4
Nombre d'actes par jour	Min : 12	Max : 40	Moy : 25	
Type d'activité	Urbain : 10	Semi-urbain : 5	Rural : 3	
Formations	Participants : 12	Organisateurs : 6		
Participation à un groupe de pairs	Non : 11	Oui : 7		

Maîtrise de stage	Oui : 12	Non : 6		
Implications dans la faculté	Pas d'implication : 14	Chargé d'enseignement : 4		

II. Vécu des médecins généralistes

A. Sentiments sur l'erreur, le retard et le diagnostic en médecine générale

1. L'erreur

a. Le médecin n'est pas infaillible

La majorité des médecins a mentionné le fait que le médecin est un être humain, fragile et pas infaillible. Les médecins acceptaient le risque d'erreur et éprouvaient un sentiment de fatalité des erreurs dans leur pratique, une erreur pouvant vite arriver. Plusieurs médecins ont exprimé l'importance pour eux, de ne pas juger un médecin sur une erreur. Tout médecin pouvait faire des erreurs et pour certains, l'erreur serait inhérente à la pratique médicale. Le médecin doit donc être humble : *«T'as encore 25 ans à bosser, t'en feras encore 1 ou 2, t'affole pas » (A) « On n'est pas des Superman » (I).*

b. La peur de l'erreur

Certains médecins ont mentionné leur peur de faire des erreurs : *« Je vais dire, le retard de diagnostic, le mauvais diagnostic, on le craint tous, on a peur... » (R).* D'autres ont exprimé le contraire : *« Je ne pense pas que j'en ai PEUR, une peur excessive. Je ne suis pas phobique, je ne suis pas paniqué par la crainte de faire une erreur » (J).* Pour certains, s'ils avaient une peur trop importante des erreurs, cela pourrait les amener à arrêter leur activité.

La peur du procès a été citée, pouvant entraîner pour certains la possibilité de ne plus exercer. L'erreur pourrait être aussi à l'origine de suicide ou de burn out.

Certains médecins craignaient également pour leur réputation, alors que d'autres n'avaient pas ce sentiment : « *Je n'ai pas l'impression que nos erreurs soient très visibles* » *(A)*.

c. La méconnaissance de l'erreur

Beaucoup de médecins pensaient n'être pas au courant d'erreurs qu'ils auraient commises et regrettaient de ne pas les connaître : « *C'est ça ma plus grande crainte. C'est de passer à côté… de ne pas être au courant. Ah c'est frustrant ! Parce que faut que ça me serve de leçon !* » *(F)*. Ils avaient notamment ce sentiment lorsqu'un patient les quittait : « *Des fois ce qui nous fait peur, c'est des gens que tu ne vois plus ni d'Eve ni d'Adam. Alors tu te dis : "ça y est, j'ai fait une connerie !"* » *(R)*.

d. L'oubli des erreurs

Lors des entretiens, certains médecins pensaient avoir fait des erreurs mais avaient des difficultés à s'en souvenir. Pour certains, cet oubli inconscient serait un mécanisme de défense psychologique pour se protéger d'un souvenir douloureux. Certains nous ont dit repérer davantage les erreurs de leurs confrères que leurs propres erreurs : « *C'est à dire on occulte beaucoup ses propres erreurs, hein. C'est aussi un des problèmes de l'erreur médicale. Et on focalise beaucoup sur celles des autres* » *(H)*.

e. La formation à l'erreur

Certains médecins regrettaient le manque de préparation des étudiants à la possibilité de faire des erreurs. De plus, l'enseignement universitaire leur semblait figé alors que la médecine évolue et nécessite une souplesse d'esprit pour éviter de faire des erreurs. Le sujet de thèse leur a semblé « *amusant* » et « *l'occasion de prendre du recul* » (A), « *Une très bonne idée* » (J), « *Un sujet super intéressant* » (L) car « *(ils) ont rarement l'occasion de parler de ça.* » (Q). Cependant, il pourrait y avoir « *Plein de biais dans (le) sujet* » (O) du fait des interprétations différentes des situations.

f. La définition de l'erreur

- Une définition difficile

Beaucoup de médecins ont trouvé que c'était une « bonne question » mais que la définition était difficile à formuler. Ils préféraient parler en termes d'expériences personnelles : « *La définition, encore une fois, je ne pense pas que je puisse vous la donner. C'est comment je le vis.* » (J). Pour certains, il serait facile de reconnaître une erreur « a posteriori », une fois la situation terminée. Mais parfois, même dans une situation concrète, ils avaient du mal à savoir si ce qu'ils avaient fait était une erreur ou pas. La perception de l'erreur dans une situation et donc sa définition serait variable selon l'interprétation du médecin : « *Il est décédé ce monsieur. Mais bon. Est-ce que c'est dû à ça ? Dû au retard de diagnostic ou autre ? Je ne sais pas.* » (N).

- Une mauvaise action du médecin

Pour de nombreux médecins, l'erreur serait de ne pas trouver le bon diagnostic, de s'engager dans une mauvaise orientation, d'avoir une idée préconçue, de ne pas penser à tous les diagnostics possibles ou encore de ne pas trouver le diagnostic malgré tous les éléments présents.

Certains différencient « l'erreur de l'urgence » des autres types d'erreurs. L'erreur serait donc de se tromper dans l'évaluation de l'urgence d'une situation, ne pas voir la gravité présente, et d'avoir : « *une mauvaise réaction à ce que l'on a* » (L).

Pour quelques médecins, la vraie erreur serait une mauvaise application des bases de la médecine.

Une erreur serait également une mise en œuvre insuffisante de moyens pour aboutir au diagnostic.

- **La présence ou non d'un diagnostic**

L'erreur de diagnostic pourrait se caractériser selon des médecins par une absence de diagnostic ou un diagnostic erroné. Pour un médecin, une erreur serait un retard de diagnostic qui persiste : *« Peu à peu, le temps passant les signes s'accumulent et il y a un moment où vous vous dites : "Mais non ! C'est pas ça, c'est ça !" » (P).*

- **Des conséquences variables pour le patient**

Selon les médecins, les erreurs de diagnostic n'entraîneraient pas forcément de conséquences pour le patient, elles pouvaient être plus ou moins graves. Certains médecins établissaient ainsi une gradation des erreurs : *« L'appendice là où je suis passée, pour moi c'est une grosse faute parce que… et après il y a les petites fautes qui sont quotidiennes » (K).* Pour d'autres, l'erreur entraînerait forcément une perte de chance pour le patient avec des conséquences graves ou vitales : *« L'erreur, il est mort. » (P).* Pour un autre médecin, l'erreur de diagnostic serait toujours rattrapable.

- **La rareté des erreurs**

Pour de nombreux médecins, les réelles erreurs de diagnostic sont rares : *« Tu n'as pas fait ce qu'il fallait faire en temps et en heure… ça n'arrive quand même pas souvent » (O).* Certains médecins ont dit qu'ils ne pensaient pas qu'il y ait un plus grand nombre d'erreur en médecine générale que dans d'autres spécialités ou à l'hôpital.

- Ce qui n'est pas une erreur

Pour certains, l'absence de diagnostic, si le médecin a mis tous les moyens en œuvre, ne serait pas une erreur. De même, si des circonstances extérieures ont biaisé le raisonnement du médecin et qu'il n'avait pas toutes les données pour trouver le diagnostic. Beaucoup de médecins ont signalé que ce qui était une erreur du point de vue du patient, ne l'était pas forcément pour eux. Certains ne considéraient pas comme une erreur, le fait de répéter un acte dont ils n'avaient pas conscience du caractère erroné. Dans d'autres circonstances, un diagnostic qu'ils auraient posé en deuxième avis ne signifierait pas une erreur de la part du confrère précédemment consulté : « *A posteriori c'est facile de se dire : "Il a éliminé tout ça"* » *(D).*

2. <u>Le retard</u>

a. La définition du retard

Pour certains médecins, le retard est une erreur ou entraîne une erreur de diagnostic. D'autres font la différence entre l'erreur et le retard. De même que pour l'erreur, la définition du retard était difficile à formuler. Les médecins utilisaient souvent des exemples personnels pour illustrer leur vision du retard : « *J'y ai peut-être même pensé, mais j'ai pas fait la radio suffisamment tôt, donc du coup la pneumopathie a été euh, comment dire, découverte simplement 48 heures trop tard.* » *(K).* Comme l'erreur, le retard semblait davantage reconnaissable a posteriori, même si dans certaines situations précises, le médecin ne savait pas s'il y avait vraiment eu un retard de diagnostic.

Pour beaucoup de médecins, un retard de diagnostic était un diagnostic qui aurait pu, objectivement, être posé plus tôt. Pour certains, le retard pourrait faire suite à un manque de rigueur dans le suivi du patient. Pour d'autres, c'est :

« *n'avoir pas mis en place les moyens suffisamment rapidement pour arriver au diagnostic* » *(E)*.

Certains médecins ont donné une définition précise du retard en terme de temps : « *Ben, si on n'a pas fait un diagnostic, si on n'a pas fait de bilan dans les 6 mois* » *(R)*. D'autres selon le nombre de consultations nécessaires au diagnostic : « *Bon si j'arrive à un diagnostic au bout de la 3ème consultation, je me demande si… je n'avais pas pu avoir les éléments déjà, lors de la 2ème consultation* » *(G)*.

De même que pour l'erreur, les conséquences d'un retard pouvaient être plus ou moins graves pour le patient selon les médecins interrogés. Certains parlaient de retard si un diagnostic posé plus tôt aurait pu éviter des conséquences néfastes pour le patient.

b. La fréquence des retards

Certains médecins ont trouvé les retards plus fréquents que les erreurs dans leur pratique. Pour certains, ceux-ci seraient presque inévitables suite à la démarche diagnostique en médecine générale : « *C'est plus de 80 % de la médecine générale… C'est-à-dire qu'on ne fait pas le diagnostic au moment où on voit le patient, mais c'est normal en médecine générale* » *(C)*. D'autres pensaient n'en avoir que très rarement vécus.

3. <u>Le diagnostic</u>

a. La nécessité ou non d'un diagnostic

La signification même du mot « diagnostic » n'était pas la même selon chaque médecin et ne serait pas la même selon les patients. Pour certains médecins, le but en médecine générale est de trouver le diagnostic. Certains ont exprimé leur peur, quand ils ne trouvaient pas le diagnostic et leur soulagement de l'avoir trouvé, même après un retard.

Pour d'autres, les « vrais » diagnostics seraient rares en consultation de médecine générale. Des médecins parlaient de *« résultats de consultation » (J)* ou d' *« hypothèses, orientations diagnostiques » (D)* à la place du mot « diagnostic ». Le but n'étant pas le diagnostic mais la prise en charge proposée : *« Qu'est-ce qui va être utile au patient ?» (J)*. La plupart des médecins se méfiait des affirmations diagnostiques trop tranchées.

b. La pose d'un diagnostic en consultation

Pour beaucoup de médecins, l'objectif en consultation était d'éliminer les urgences et les pathologies graves. Ils ont mentionné le fait qu'un diagnostic était souvent posé rapidement, lors des premières minutes de consultation, mais que ce n'était pas toujours simple : *« En 15 minutes tu te prononces sur un bazar, un truc, un machin… C'est pas évident ! » (R)*.

La notion de responsabilité du patient dans l'élaboration du diagnostic a souvent été évoquée. Des médecins ont évoqué le mot d'« art » plutôt que de « science » en évoquant leur profession. Dans une même situation, le diagnostic posé serait variable suivant le médecin : *« Tu peux mettre le même patient, qui va dire les mêmes choses, à 5 médecins différents, et tu auras 5 diagnostics différents, et tu auras 5 façons de traiter différentes. Alors, qui a raison, qui a tort ? » (O)*.

4. <u>La faute</u>

Sans l'évoquer directement dans le guide d'entretien, certains médecins ont évoqué la notion de faute, qui pour eux était différente de l'erreur. Selon eux, la faute serait : *« ne pas avoir fait son boulot consciemment » (F)* ou un manque de connaissances ou d'application des bases de la médecine.

5. La relation avec les patients vis-à-vis du risque d'erreur

a. Lors de situations de doute

Beaucoup de médecins acceptaient de dire aux patients qu'ils étaient en situation de doute diagnostique. Cependant ils expliquaient les différentes possibilités, rassuraient souvent le patient sur l'absence de gravité si c'était le cas et proposaient une prise en charge : « *Ecoutez, je ne sais pas ce que vous avez. Je sais que vous n'avez pas ceci et cela. Je sais que ce n'est pas grave parce que ci et ça. On revoit le problème dans quelques temps* » *(K)*.

A l'inverse, certains n'avaient pas cette attitude : « *Jamais lui montrer que tu doutes. Tu noies le poisson : "Je vais vous faire un petit bilan biologique"* » *(R)*.

Pour certains médecins : « *les gens acceptent qu'on ne sache pas tout* » *(B)*, « *l'essentiel étant qu'ils se sentent pris en charge* » *(F)*. Certains patients savent que le médecin est humain et peuvent accepter la fatalité des erreurs. D'autres médecins ont signalé que les patients ne comprenaient pas le doute du médecin : « *Les gens ne veulent pas entendre que tu es en défaillance, ça c'est clair* » *(O)*.

b. La relation avec les patients de manière générale

- Les obligations morales du médecin

Plusieurs médecins ont évoqué diverses « obligations » qui peuvent intervenir dans leur pratique, notamment l'obligation de moyens à mettre en place : « *Accéder au moyen de la réussite, ça, ça doit être un droit, d'accord. Oui mais le résultat, ça c'est pas un droit, d'accord...* » *(A)* avec la notion de « comptes à rendre au patient ». Certains médecins ont parlé de respect ou de « *métier de don à l'autre* » *(I)*.

- **Un sentiment de responsabilité important**

Les médecins ressentaient qu'ils avaient une responsabilité importante vis-à-vis du patient : *« C'est un métier où l'erreur est fatale, enfin peut-être fatale » (I)*. Ce sentiment était plus fort pour certains médecins que la peur de perdre un patient ou d'avoir un procès suite à une erreur : *« On peut se retrouver au tribunal, bien entendu (…) Mais il y a une proximité qui est importante et… vous vous feriez une injure personnelle à vous gourer pour quelqu'un comme ça ! » (P)*. Cette responsabilité était parfois lourde à porter, en particulier après plusieurs années de carrière ou lorsque les patients n'avaient pas conscience de celle-ci.

- **Ce que veulent les patients**

Pour certains médecins, les patients veulent un diagnostic précis à tout prix. Pour d'autres, l'essentiel est que les patients se sentent pris en charge. Beaucoup de médecins ont estimé que leurs patients voulaient qu'ils soient honnêtes. Le domaine de la santé était évoqué comme un sujet important pour la population en générale. Certains médecins ressentaient une pression de la part de leurs patients qui désiraient souvent un résultat immédiatement : *« Mais peut-être que dans l'esprit des gens, ils n'acceptent pas les retards, parce que maintenant, on a tout ce qu'il faut pour voir tout de suite ! Les gens croient que l'on fait TOUT » (Q)*.

B. Sentiments et réactions du médecin après une erreur

1. <u>Les sentiments du médecin après une erreur</u>

Les médecins ont tous exprimé des sentiments positifs et négatifs fortement intriqués entre eux. Certains ont manifesté un vécu émotionnel important.

a. Sentiments quand le médecin a appris le vrai diagnostic

Certains médecins nous ont cité leurs réactions lorsqu'ils ont appris leur erreur de diagnostic. Celles-ci sont marquées par la surprise mais aussi par la déception, les remords, les questionnements et un jugement sur eux-mêmes : « Merde, ça fait 3 mois (que je passe à côté) ! » (A) «T'as VRAIMENT fait une boulette ! T'as fait une erreur ! » (J).

b. Sentiments négatifs

Certains ont qualifié l'erreur d'un évènement « *désagréable* » (M) ou « *difficile* » (D) et l'ont mal vécu. Les médecins ont exprimé :

- Un sentiment de culpabilité, plus ou moins important, en estimant qu'ils auraient pu mieux faire : « *Là où je m'en veux c'est que j'aurais dû faire la NF la veille...* » (D).
- L'erreur comme un échec professionnel ou personnel qui pouvait leur faire perdre confiance dans leurs compétences : « *J'ai raté quelque chose* » (G). Ils éprouvaient un besoin de réassurance.
- Une dévalorisation suite à l'erreur avec l'impression d'avoir commis une faute énorme. Certains médecins se sont jugés de manière parfois peu objective : « *Je suis le seul mauvais médecin de la planète* » (A).
- Ils étaient affectés d'avoir fait une erreur ou ressentaient de la tristesse suite aux conséquences pour le patient : « *De la tristesse, parce que c'est un gars au bout de 10 ans on s'est liés...* » (L).
- Des sentiments douloureux, en particulier lorsque le retentissement de l'erreur est important : « *Tu écoutes des souffrances. Donc forcément, quand ça te touche plus, parce que tu penses avoir mal fait les choses, ben la souffrance tu la partages.* » (O).
- De la peur en pensant aux conséquences éventuelles de leur erreur : « *Maintenant, on attend que cette jeune femme elle ait un premier bébé* » (B).

- Un sentiment de « non satisfaction ». Certains ont manifesté du regret vis-à-vis de la situation mais sans forcément se sentir coupables, notamment s'il y avait des circonstances favorisant l'erreur.
- De la honte : « *On est un peu penaud, on a profil bas (...) J'étais dans mes petits souliers !* » *(G)* « *Là je n'étais pas fière* » *(F)*.
- De la solitude et un manque de soutien : « *Nous on est hyper seul ! (...) C'est quand même dingue qu'on n'ait pas de médecine du travail !* » *(I)*.
- Un traumatisme ou un choc par le fait d'avoir commis cette erreur ou par ses conséquences.
- De l'anxiété ou du stress.
- Un sentiment « *d'avoir fait une bêtise* » *(I)*.

c. Troubles somatiques

Quelques médecins ont eu des troubles du sommeil, pendant les nuits suivant l'annonce de l'erreur : « *Je suis du style à refaire mon histoire toute la nuit pendant 3 jours* » *(K)*. D'autres ont dit ne pas en avoir souffert.

d. Sentiments positifs

A l'inverse, certains médecins ont eu un vécu globalement positif de leurs erreurs. Ils considéraient que réfléchir sur leurs erreurs était utile et leur permettait d'améliorer leur pratique en tirant des leçons de ces expériences : « *On n'apprend pas que de ses échecs, mais on apprend aussi de ses échecs* » *(C)*.

Pour certains, même si vivre leurs erreurs n'est pas facile, ils ne considéraient pas cela douloureux. De même, plusieurs médecins n'ont pas ressenti de forte culpabilité et ne se sont pas sentis remis en cause.

e. Durée des sentiments

Beaucoup de médecins ont été marqués par leurs erreurs et ne les oubliaient pas, en particulier si les conséquences avaient été importantes. Certains avaient le sentiment de devoir « vivre avec ». Cependant, la majorité disait ne pas avoir été affectée durablement, leurs principales émotions étant présentes quelques jours.

Pour d'autres, le vécu immédiat de l'erreur avait plutôt été bon, mais c'est en y repensant quelques jours après que cela leur a été douloureux : *« La relecture de cet évènement de façon itérative peut devenir extrêmement obsédante »* (M).

Certains médecins ont dit qu'ils avaient été affectés en repensant à leur erreur pendant l'entretien, alors qu'ils n'y pensaient plus depuis longtemps.

f. Temps écoulé depuis l'erreur

Plusieurs médecins citaient des erreurs très anciennes et avaient du mal à se remémorer d'autres plus récentes : *« Je crois que vous n'étiez pas née encore »* (G).

2. Les réactions du médecin après l'erreur

a. Le médecin fait une rétrospection

Suite à l'erreur, tous les médecins se sont posé de nombreuses questions : *« Est-ce que j'ai fait une erreur ? »* (O) *« Où ça a coincé ? »* (E) *« Qu'est-ce que je n'ai pas vu ? Pourquoi je ne l'ai pas vu ? »* (R) *« Qu'est-ce que j'aurais pu mieux faire ? »* (A).

Dans certaines situations, l'erreur de la part du médecin n'était pas évidente. Certains médecins cherchaient toujours à savoir s'ils avaient réellement fait une erreur et vivaient difficilement cette incertitude.

Tous les médecins interrogés ont recherché les causes qui avaient pu les amener à cette erreur pour essayer de comprendre ce qu'il s'était passé. Cette remise en question de leur pratique et de leurs attitudes était parfois difficile à vivre. Les raisons de leurs erreurs n'étaient pas toujours faciles à identifier : *« On n'est pas toujours capable de dire pourquoi on a pris telle décision »* (C).

b. Le médecin juge son erreur selon son interprétation personnelle

Certaines situations étaient perçues par les médecins comme étant de réelles erreurs, alors que le patient ou leurs confrères ne les considéraient pas comme telles. Pour certains médecins, le médecin qui aurait commis une erreur devrait être le seul juge de ce qu'il a fait. Il devrait vivre la situation selon son interprétation personnelle et ne pas être sensible à celle des autres : « *Il faut rester sur les faits (...) Toi seul sais effectivement, comment tu as géré un dossier et où, effectivement, tu aurais pu mieux faire.* » *(O)*.

c. Le médecin trouve de vraies excuses à son erreur

Beaucoup estimaient, rétrospectivement, qu'ils n'auraient pas pu faire mieux et trouvaient de réelles excuses à leur erreurs : « *Ça a évolué. La première fois, non... Il n'y avait rien* » *(A)*.

Ils ont également invoqué la notion de chance ou de malchance en médecine : « *Il faut savoir imaginer qu'on n'a pas de bol* » *(A)* et la notion d'erreur collective où la responsabilité de l'erreur était partagée entre différents intervenants.

d. Le médecin assume son erreur

La majorité reconnaissait et acceptait les erreurs : « *Je pense qu'il faut être honnête avec soi-même et avec les patients* » *(E)*. Quelques médecins ont reconnu leur erreur comme une faute. Certains médecins acceptaient que le patient les quitte, voire qu'il les porte en procès.

e. Le médecin relativise

Beaucoup de médecins ont pris du recul par rapport à leur erreur ou par rapport à la réaction des patients. Ils estimaient cela nécessaire afin de mettre à distance leurs émotions pour mieux analyser la situation et mieux rebondir.

Les médecins relativisaient parfois leur responsabilité personnelle ou encore les conséquences de leur erreur ou de leur retard d'un point de vue médical : *On est plus dans l'acceptation qu'on fait un boulot vachement compliqué (...) Même si on a mis 15 jours pour faire le diagnostic, c'était mal emmanché » (A).*

f. Le médecin va de l'avant

La plupart des médecins s'est posé cette question : « *Comment pourrais-je faire pour que ça ne coince plus la prochaine fois ? » (E).* En effet, les médecins disaient exploiter leurs erreurs afin d'en tirer des leçons : « *errare humanum est sed perseverare diabolicum » (M).* Une manière pour eux de ne pas ressasser leur erreur et de progresser dans leur pratique.

3. Le médecin pense d'abord au patient après l'erreur

Beaucoup de médecins ont montré qu'à la suite de leur erreur, ils pensaient prioritairement au patient, en dehors des conséquences possibles que l'erreur pouvait avoir sur eux-mêmes : « *Il n'y a pas à hésiter, il n'y a pas à avoir HONTE, il n'y a pas à avoir de SCRUPULES par rapport à une éventuelle ERREUR ou RETARD de diagnostic, ce qui prime c'est le gamin » (H).* Ils se sentaient rassurés en voyant le patient se rétablir avec un sentiment d'empathie très présent. Certains se sont sentis responsables d'un décès possible du patient ou de la survenue du décès.

4. Les réactions envers le patient après l'erreur

a. Le médecin est gêné

Certains médecins se sont sentis gênés vis-à-vis du patient, dans l'annonce de leur erreur ou l'explication de la prise en charge à venir. Cette gêne faisait suite, selon eux à des sentiments de culpabilité ou de honte.

Certains médecins ont dit vouloir rattraper leur erreur, se sentant presque redevables vis-à-vis du patient : *« Je pense que cette maman, dès qu'elle m'appelait, j'étais chez elle »* (I).

D'autres médecins, sans être sûrs pourtant d'avoir fait une erreur, avaient des difficultés à appeler un patient qui avait eu une évolution défavorable.

b. Le médecin parle au patient

De nombreux médecins ont manifesté leur volonté d'être honnêtes avec le patient ou sa famille, se rendant disponibles pour les rencontrer à la suite d'une erreur. Ils annonçaient souvent clairement au patient qu'ils s'étaient trompés en lui présentant leurs excuses. Certains médecins employaient le mot « erreur », d'autres non. Leur but étant d'accompagner le patient après cette erreur.

Certains médecins ont mentionné le fait qu'ils pouvaient cacher une erreur à un patient si celui-ci n'était pas en état de la savoir : *« On se retrouve dans des situations avec des patients fragiles, et le fait de révéler qu'il y a eu une erreur pourrait aggraver encore la fragilité »* (M).

- Dialogue avec effet positif

Dans la majorité des cas, un dialogue franc, sans conflit et constructif paraissait nécessaire aux médecins, même si cela n'est pas recommandé par les compagnies d'assurances qui ont peur de ne pouvoir défendre le médecin en cas de procédure. Cet échange leur permettait de pouvoir expliquer leur erreur, de s'excuser, d'écouter le patient et de refaire un travail de rétrospection avec celui-ci pour mieux comprendre ce qu'il s'était passé. Cela permettait aussi une meilleure compréhension par le patient et se révélait nécessaire pour la poursuite de la relation médecin-malade : *« Une fois argumenté… ça se passe très bien »* (E). Beaucoup de médecins disaient que les patients en voulaient aux médecins qui n'assument pas leurs erreurs ou qui ne s'excusent pas.

- Dialogue impossible

Dans certains cas, le dialogue a été impossible, soit parce que le patient n'a pas voulu dialoguer avec le médecin et l'a quitté sans le lui dire, soit parce que le médecin n'était pas son médecin référent. Certains médecins le regrettaient : *« Peut-être que j'avais fait ce qu'il fallait et puis je n'ai pas eu de chance, mais je n'ai pas eu l'occasion de le dire ! »* (K).

5. Le médecin parle ou non de son erreur

a. Le médecin parle de son erreur

- Avec qui ?

De nombreux médecins ont dit qu'ils parlaient de leurs erreurs ou de leurs doutes dans leur pratique, principalement avec leurs confrères. Ces discussions pouvaient avoir lieu dans des « groupes d'échange de pratique », avec leurs associés, lors de formations ou simplement lors de déjeuners entre médecins d'une même ville. Certains médecins qui n'avaient pas accès à des « groupes de pairs » exprimaient leur souhait d'en faire partie.

Certains médecins ont fait partie de « groupes Balint » pendant plusieurs années (21).

Des médecins maîtres de stage ont dit en avoir parlé avec leurs étudiants ou lors de cours à la faculté.

Dans le cadre personnel, certains médecins parlaient de leurs erreurs avec leur conjoint, en particulier quand celui-ci était médecin ou qu'il connaissait personnellement le patient : *« Ben à mon épouse, forcément. Parce que... c'est des gens du quartier, on les connaît tous (...) Ma femme les connaissait, voilà. »* (Q).

- Comment ?

Souvent, les médecins parlaient de leurs erreurs entre eux avec facilité, honnêteté et compréhension réciproque en particulier lorsque la confraternité d'un groupe était bien perçue. Certains médecins n'avaient pas honte de parler de leurs erreurs, dans la mesure où ils pensaient que tous les médecins en faisaient : « *Ils ne sont pas avec les mêmes pratiques professionnelles... Oui mais entre toubibs, on comprend tout de suite la logique du système quoi* » *(A)*.

A l'inverse, d'autres disaient qu'ils éprouvaient des difficultés à parler de leurs erreurs car ils avaient un sentiment de fierté et l'impression d'être jugés par les autres.

- Pourquoi ?
  ➢ Pour le médecin

Parler de leurs erreurs permettait aux médecins de partager leurs expériences, de débriefer ensemble, de savoir ce qu'auraient fait leurs confrères et faire ainsi une meilleure analyse de leurs erreurs. Ces échanges étaient aussi un moyen pour le médecin de se déculpabiliser et de se rassurer, en ressentant de la confraternité envers lui et en voyant que ses confrères faisaient aussi des erreurs. Ils permettaient également à certains médecins d'évacuer leurs émotions et d'éviter la solitude.

Quelques médecins, à l'inverse, doutaient et ne savaient pas réellement ce que parler de l'erreur leur avait apporté.

➢ Pour les autres

La notion de « pédagogie » de l'erreur a fréquemment été citée par les médecins. Parler des erreurs leur semble nécessaire, formateur et permet d'enseigner aux autres les fruits de l'erreur : « *Les erreurs des autres nous font progresser* » *(H)*.

b. Le médecin ne parle pas de son erreur

Certains médecins n'ont pas parlé de leur erreur immédiatement ou n'en ont pas parlé du tout parce que :

- Ils ne savaient pas à qui en parler

- Leur sentiment de honte était trop important
- Ils réglaient leurs problèmes intérieurement
- Ils considéraient leurs erreurs comme minimes

Certaines personnes ont parlé de l'erreur avec leurs confrères mais pas avec le patient, ni avec des personnes non médecins. Pour ces derniers, les médecins ont estimé qu'échanger avec eux autour de l'erreur était plus compliqué car ils risquaient de ne pas comprendre l'erreur, de perdre confiance en la médecine et en le médecin qui a fait l'erreur. .Certains médecins mentionnaient leur volonté de séparer le domaine privé du domaine professionnel : « *Ça fait partie de mon truc à moi et c'est pas aux enfants ou à mon mari de… non.* » *(B)*

6. Les sentiments suite à un procès

Quelques médecins interrogés avaient eu un procès. Cette expérience leur avait été désagréable, mais ce n'était pas forcément l'évènement qui les avait le plus touchés car ils estimaient parfois que le procès n'avait pas de raison d'être. Les médecins pensaient que les procédures venaient du fait que la population ne croyait plus au « manque de chance », des mauvaises relations médecin-malade ou de relations non confraternelles entre médecins : « *"Ben votre médecin traitant il ne l'a pas vu ?" Et HOP !* » *(E)*.

C. Facteurs influençant le vécu du médecin

1. Le médecin lui-même

a. Âge du médecin

Certains médecins pensaient qu'un jeune médecin peut être plus fortement touché par son erreur car il tient moins compte des circonstances extérieures qui ont pu la favoriser. Il peut craindre davantage pour sa réputation qu'un médecin plus âgé qui relativiserait plus.

D'autres au contraire, pensaient qu'en étant jeunes, ils étaient plus insouciants et ne se rendaient pas compte de la même façon, de leur implication et de leur responsabilité. Selon certains, les médecins seraient plus fragiles avec l'âge, par l'accumulation de responsabilité et de travail qui les fatigueraient : « *Il acquiert de l'expérience mais en même temps, la force qu'il a, à résister à des moments, à la pression et à la crainte « de »… de pas se foutre dedans…Il a de plus en plus de mal à lutter contre* » *(P)*.

b. Personnalité

De nombreux médecins ont pensé que le vécu d'une erreur dépendait de la personnalité du médecin et de sa philosophie de vie : « *C'est l'exigence qu'on a aussi soi-même sur soi* » *(D)* « *Il y a probablement là des questions d'optimisme ou de pessimisme* » *(M)*. Ce vécu dépendrait aussi de la vision de son métier, notamment son acceptation ou non, du risque d'erreur.

c. Equilibre de vie

Un médecin étant en difficulté dans sa vie personnelle vivrait plus mal son erreur qu'un médecin ayant une vie personnelle sereine : « *Si le vase est déjà bien plein, le vase déborde ! Si le vase est complétement vide : C'est une goutte d'eau, ben c'est une goutte d'eau !* » *(M)*.

2. Son sentiment de responsabilité dans l'erreur

Certains médecins ont été plus fortement choqués par leur erreur car ils ne trouvaient pas de raisons ayant pu favoriser celle-ci. D'autres, au contraire, disaient mieux vivre leur erreur car ils ne se sentaient que partiellement responsables. Certaines raisons invoquées étaient par exemple : un diagnostic pas évident, la présence de facteurs extérieurs gênant le raisonnement du médecin, l'absence de signes inquiétants lors de l'examen ou encore la responsabilité du patient ou d'un autre intervenant dans cette erreur : « *J'étais peut-être fautive de ne pas l'avoir poussée à se déshabiller mais bon, elle ne voulait pas en parler non plus alors qu'elle le savait très bien.* » *(N)*.

3. Le fait de parler de l'erreur et les relations avec ses confrères

La majorité des médecins témoignait de l'expérience bénéfique de parler de leurs erreurs. Certains ont évoqué leur « besoin » de prendre la parole : « *Le fait d'en parler entre nous, c'est notre psychothérapie* » *(R)*. Des réactions de confraternité et de solidarité étaient apaisantes pour eux et amélioraient leur vécu de l'erreur.

A l'inverse, certains médecins ont entendu, en dehors de groupes de pairs, des réactions d'autres confrères qui les ont embarrassés : « *On peut avoir des phrases assassines assez faciles, quand on arrive après* » *(K)*.

4. Le patient

a. Âge

Quelques médecins ont dit qu'une erreur commise chez un patient âgé était plus facile à vivre que chez un patient plus jeune.

b. Conséquences de l'erreur

De nombreux médecins ont vécu différemment leurs erreurs selon l'importance et l'immédiateté des conséquences pour le patient. Leur vécu était souvent bon quand il n'y avait pas de conséquences immédiates : « *Tout le monde s'en sort bien, donc ça va.* » *(H)*.

5. La relation avec le patient

a. Relation antérieure à l'erreur

Certains médecins se sont dits plus affectés lorsqu'ils avaient une relation forte et depuis longtemps avec le patient : *« Je les ai vus grandir, j'ai vu les petits frères naître (…) On a un passé avec les gens. On est plus "involved" dans leur vie »* (P). Une relation de confiance avant l'erreur favorisait les réactions positives de la part des patients : *« (ça a aidé) qu'elle accepte. C'est ça, elle savait que... Oui je pense qu'elle connaissait ma manière habituelle de fonctionner, ma transparence. »* (A).

b. Réactions du patient suite à l'erreur

- Réactions positives

Les sentiments positifs des patients ont rassuré ou soulagé les médecins. Beaucoup de patients n'ont pas eu d'attitude revendicatrice et étaient sensibles au sentiment de regret du médecin. Certains ont compris le médecin, ils avaient vu ses efforts et ne lui en voulaient pas. Certains patients ont reconnu qu'ils avaient pu favoriser l'erreur du médecin. Certains l'ont revalorisé ou l'ont déresponsabilisé de son erreur : *« Vous ne pouviez pas savoir, il ne vous avez pas parlé de ses mélénas… »* (D).

- Réactions négatives

A l'inverse, certains patients n'ont pas compris l'erreur du médecin ou ne voulaient pas la comprendre du tout. Quelques patients en ont voulu ouvertement à leur médecin et le lui ont dit, en étant parfois impolis. Beaucoup de médecins ont cherché à comprendre les reproches de leurs patients.

Certaines situations étaient perçues par les patients comme des erreurs mais pas par leur médecin : *« Ils vont nous engueuler comme du poisson pourri, pour des trucs où, manifestement on a fait notre boulot »* (K). Des médecins marqués par ces cas-là, ont été vexés, déçus et ont ressentis de l'injustice face à ces accusations infondées. Des patients pouvaient aussi perdre confiance dans la Médecine après une erreur.

c. Evolution de la relation

Des médecins pensaient que l'évolution de la relation avec leur patient dépendait de deux choses : la manière dont ils présentaient la situation et la façon dont le patient la percevait.

Dans la majorité des cas, la relation avec le patient s'est poursuivie après l'erreur du médecin. Dans certains cas elle s'est améliorée, le patient se sentant plus en confiance suite à l'honnêteté du médecin ou à ses efforts pour trouver le bon diagnostic : *« Le lien est proportionnellement plus fort »* (A).

Beaucoup de médecins ont trouvé que l'erreur n'avait pas modifié leur relation avec le patient, celui-ci gardant la même confiance dans le médecin.

Dans certains cas, le médecin pouvait remettre en question ou perdre la confiance du patient après son erreur. La relation était alors altérée et devenait plus ambiguë : *« Pourquoi est-ce qu'ils viennent me voir ? Par fidélité ? »* (G).

Certains patients ont quitté définitivement les médecins, parfois sans le leur dire. Ceux-ci ont été parfois soulagés, préférant cela plutôt que de continuer à les soigner sans relation de confiance réciproque.

Dans certains cas, le médecin a perdu la famille entière du patient, voire même ses voisins. Quelques médecins ont été surpris et déçus par les réactions de certains membres de la famille, plus revendicatifs que le patient lui-même ou que son conjoint. Selon les cas, il s'agissait des enfants, petits-enfants ou grands-parents du patient. Certains médecins trouvaient qu'en médecine générale, le poids des erreurs était plus grand encore que dans d'autres spécialités : *« On a de la relation avec LA structure familiale quoi (…) Décevoir un patient c'est déjà énorme, décevoir une famille c'est une… »* (A).

D. Vécu par rapport à une erreur de confrère

Lors des entretiens, quelques médecins se sont interrogés sur le vécu des erreurs par leurs confrères. Ils ont mentionné la difficulté de signaler l'erreur d'un confrère à celui-ci, même s'ils trouvaient important de le tenir au courant. Plusieurs médecins ne jugeaient pas l'erreur d'un de leurs confrères : « *Je n'ai pas cette... prétention (...) c'est trop facile de juger ! (D).* S'ils étaient en désaccord, ils ne l'exprimaient pas directement en face du patient : « *Si ce patient perd confiance dans CE médecin, il peut perdre confiance dans TOUT médecin* » *(M)*.

A l'inverse, certains médecins avaient mal vécu certaines erreurs de confrères. Il s'agissait fréquemment d'erreurs de médecins hospitaliers : « *On passe notre temps à rattraper* » *(F)*. Certains médecins ont exprimé la difficulté qu'ils avaient dans la relation avec leur patient suite à une erreur de confrère.

Les médecins interrogés condamnaient les médecins trop orgueilleux qui pensent ne pas faire d'erreur, ceux qui n'assument pas, dissimulent leurs erreurs, ceux qui reportent leur faute sur un autre confrère ou encore ceux qui ne donnent pas d'explications au patient.

III. <u>Facteurs influençant la survenue des erreurs</u>

A. Facteurs favorisants

Lors des entretiens, beaucoup de médecins ont cité spontanément de nombreux facteurs qui pouvaient favoriser leurs erreurs, en particulier lors de leur accumulation.

1. <u>Dépendants du médecin</u>

a. Dans sa pratique

Concernant leur pratique globale, les médecins ont cité : une négligence du médecin, un manque de vigilance, une inattention ou simplement le fait de manquer un détail : *« Ça peut aller très vite »* (E).

L'attitude d'un médecin qui veut tout maîtriser, qui est orgueilleux ou qui est trop optimiste est aussi un facteur d'erreur : *« J'avais pas envie que le patient ait une métastase osseuse, je ne voyais pas pourquoi il en aurait une à cet endroit-là. Donc j'ai traîné »* (H).

De même un médecin qui est mal organisé, qui tient mal ses dossiers médicaux ou qui veut aller vite risquera davantage la survenue d'erreurs.

Des médecins ont également mis en cause le manque de connaissances médicales et ont reconnu la difficulté qu'ils avaient de se tenir au courant des avancées médicales.

- Dans sa démarche diagnostique
  - Démarche diagnostique insuffisante

Beaucoup de médecins ont mentionné le fait qu'une erreur de diagnostic pouvait survenir si le médecin n'avait pas pensé à tout, s'il n'était pas systématique dans sa recherche diagnostique, s'il n'avait pas son esprit ouvert, gardait ses habitudes ou restait sur une première impression.

Certains médecins ont cité la paresse intellectuelle du médecin, par exemple le fait d'attendre l'évolution des symptômes ou d'affirmer l'origine psychologique d'un symptôme sans pousser les recherches : *« Qui n'est pas étiquetable "légère anxiété" aujourd'hui ? »* (A).

  - Mauvais interrogatoire

Pour beaucoup de médecins, une erreur pouvait survenir, si le médecin avait mal interrogé le patient, qu'il l'avait mal écouté ou avait minimisé ses plaintes :

« *Un patient qui a de nombreuses plaintes, on a tendance à relativiser un petit peu les plaintes* » *(C)*.

➤ Mauvais examen clinique

Beaucoup de médecins ont incriminé dans l'erreur, le fait de ne pas avoir examiné le patient ou de l'avoir mal examiné, notamment en centrant l'examen clinique sur un organe : « *Il a eu des troubles digestifs, coliques, diarrhées, perte de poids… ah ben on se tourne vers le tube digestif (…) Ils demandent une TSH, il avait un nodule toxique* » *(G)*.

Ils ont cité également un manque de dépistage clinique ou un mauvais suivi somatique des patients traités pour des motifs psychiatriques.

➤ Mauvaise appréciation de la gravité

Pour beaucoup aussi, une erreur survenait si le médecin n'avait pas vu les signes inquiétants que présentait le patient, qu'il avait eu une mauvaise perception des symptômes, lors d'une consultation au cabinet ou par téléphone, et n'avait donc pas reconnu l'urgence de la situation.

➤ Médecin orienté dans son diagnostic

Plusieurs médecins ont dit avoir été orienté dans leur diagnostic par ce que disait le patient, son âge ou la lettre d'un confrère : « *C'est elle qui me l'a évoqué : "Docteur j'ai la gastro de ma fille", voilà.* » *(D)* « *On ne pense pas à un cancer du sein chez une femme de 32 ans.* » *(G)*.

➤ Manque d'examens complémentaires

Certains médecins s'en sont voulu de ne pas avoir demandé d'examens complémentaires, de ne pas les avoir répétés ou de ne pas avoir assez insisté auprès de spécialistes pour avoir un rendez-vous.

- Dans sa relation avec le patient

De nombreux médecins pensaient que très bien connaître le patient pouvait favoriser une erreur, notamment s'ils avaient des représentations sur ce patient ou sur ses pathologies : « *Vous avez une espèce d'accoutumance qui fait que vous écoutez moins bien* » (I). A l'inverse, être face à un nouveau patient créait aussi des difficultés au médecin : « *Parce que bon... Comment savoir réagir au profil psychologique du patient ?* » (D).

Une relation trop proche pouvait fausser son raisonnement. De même si le médecin se sentait inférieur au patient, par son âge ou à sa manière d'être : « *C'est un homme intellectuellement, on va dire "supérieur" et qui manie très bien la langue française* » (G).

Certains médecins pensaient qu'au fil du temps, les patients n'osaient plus tout leur dire ou leur demander certaines choses. Une mauvaise relation de confiance pouvait être source d'erreur : « *Si on triche de chaque côté, ça ne peut pas marcher* » (E).

Certains ont dit que la complexité venait de l'adaptation nécessaire du médecin à chaque patient.

- Dans ses recommandations au patient

Pour certains médecins, la survenue d'une erreur pouvait être favorisée par des explications insuffisantes ou inadaptées au patient. Ils ont signalé que ce qui est une évidence pour le médecin, ne l'est pas forcément pour le patient. Quelques médecins ont évoqué la peur de mécontenter un patient en proposant certaines prises en charge, notamment une hospitalisation : «*Vous n'êtes plus du tout sympa pour eux. Ça ne correspond pas à leur désidérata quoi.* » (P).

b. Dans sa situation personnelle

De nombreux médecins ont souligné qu'un mauvais état physique et psychologique pouvait être source d'erreur : « *Parce qu'on est stressé, parce* qu'on en a marre, parce qu'on a envie de rentrer, parce qu'on a envie de manger... » (L).

2. Dépendants du patient

a. Dialogue compliqué avec le patient

Pour beaucoup de médecins, des erreurs pouvaient survenir suite à une mauvaise expression du patient, un manque de précision dans l'expression de ses symptômes, s'il n'osait pas poser de questions, s'il ne disait pas tout ou encore s'il mentait.

Cela pouvait également venir d'une mauvaise compréhension de sa part : *« La personne a compris ce qu'elle voulait et ce n'était pas ce que je voulais qu'elle comprenne. On a l'impression que si on s'était mieux compris, ça aurait été mieux »* (Q).

b. Consultation tardive du patient

De nombreux médecins ont dit que des erreurs ou des retards pouvaient être favorisés par une consultation tardive du patient par peur, par pudeur, parce qu'il n'était pas conscient de la gravité ou parce qu'il ne voulait pas consulter leur remplaçant : *« Il y avait certainement un part de déni chez ce patient »* (H) *« Je préférais avoir affaire à vous »* (R).

c. Mauvaise attitude du patient vis-à-vis de la consultation

Lors d'une consultation, un patient qui avait beaucoup de demandes, qui rallongeait le temps de consultation, qui venait pour un motif social ou qui donnait le vrai motif de sa consultation à la fin pouvait favoriser une erreur pour les médecins. De même si le patient réclamait un traitement ou un examen qu'il avait vu sur internet et que le médecin sentait qu'il ne pouvait pas prendre ses décisions librement : *« J'étais dirigé en tout »* (G). Certains médecins parlaient de « société de consommation de la médecine » péjorative dans leur pratique : *« Ils ne prennent pas forcément le temps de se soigner, ils viennent ici et il faut que ça aille vite aussi »* (D).

Certains médecins ont dit que leurs erreurs avaient pu être favorisées par des gens qui consultaient initialement pour un autre membre de leur famille, qui venaient en dehors des horaires du cabinet ou qui ne les avaient pas consultés en premier : *« Ils m'ont court-circuité (…) Peut-être que si j'avais été tout seul à prendre en charge, sans le gendre, je l'aurais fait différemment »* (G).

d. Selon la situation personnelle du patient

De nombreux médecins pensaient que l'aspect physique et la personnalité de leur patient, notamment s'il était anxieux ou plaintif, pouvait favoriser leurs erreurs.

Un niveau socio-intellectuel bas ou des difficultés économiques également : *« On commence à entendre des gens : "Comme ça coûte cher, je préfère attendre un peu" »* (A). Lorsque le patient était de sexe différent du leur, cela pouvait entraînait une pudeur réciproque ou un interrogatoire incomplet, le médecin ne pensant pas poser certaines questions.

e. Patient récalcitrant à une prise en charge

Certains médecins disaient avoir des difficultés pour persuader des patients de se soigner. Certains patients ne faisaient pas les examens prescrits, ne prenaient pas leur traitement, disaient ne pas être disponibles par manque de temps ou ne voulaient pas être hospitalisés : *« Non, non, je ne peux pas, j'ai deux petits gamins, on est le 22 décembre »* (P).

3. <u>Dépendants des contraintes en médecine générale</u>

a. Manque de temps

La contrainte pour un médecin d'aller vite, le temps court de consultation et la nécessité qu'il prenne une décision immédiatement ont été cité par la majorité des médecins : *« Quelques fois la vitesse… prédomine sur la qualité » (M)*. Certains ont regretté également le manque de temps qu'ils avaient pour aller en formation.

b. Charge de travail importante

La charge de travail était aussi associée au risque d'erreur : *« J'étais perturbée dans ma tête parce que j'étais en retard ou que, effectivement, il y avait 10 visites et que ça m'angoissait de faire 10 visites derrière » (O)*. Les médecins incriminaient, en plus d'un nombre d'acte élevé, la lourdeur des tâches administratives du médecin ou encore le fait qu'ils étaient souvent interrompus et ne pouvaient pas lire attentivement les courriers reçus.

c. Domaine de pathologies large

Certains médecins ont évoqué la diversité du champ d'action du médecin généraliste ainsi que l'étendue du domaine médical et l'évolution des pathologies et prises en charge : *« On est multicartes en même temps, c'est peut-être la complexité de notre métier, qui le rend difficile d'abord et qui favorise les erreurs sans doute, vraisemblablement. » (L)*.

d. Isolement du médecin

Certains médecins ont évoqué les moyens limités en cabinet de médecine générale et la solitude du médecin dans sa prise de décision : *« Nos mains, notre stétho et ça s'arrête souvent là ! » (D)*.

4. Dépendants du contexte

a. Mauvaises conditions de consultation

Pour certains médecins, une erreur pouvait être favorisée par des éléments extérieurs qui perturbent la consultation, tels que le téléphone qui sonne, un enfant bruyant dans la salle d'attente, l'arrivée d'une infirmière ou d'un patient qui passe chercher une ordonnance... Des conditions de travail inhabituelles, des mauvaises conditions de travail, un manque d'information à sa disposition ou une mauvaise ambiance familiale lors de la consultation pouvaient également perturber le médecin : « *C'était un grand-père, entre parenthèse qui embêtait tout le monde* » *(G)*.

b. Moment de la journée ou de l'année particulier

Beaucoup de médecins ont senti un risque plus grand d'erreur en fin de journée ou en fin de semaine, principalement suite à la charge de travail, la fatigue accumulée avec l'envie pour le médecin de finir rapidement. Des consultations le week-end peuvent être aussi plus délicates par le manque de moyens extérieurs disponibles.

c. Selon les résultats d'examens complémentaires

Certains médecins ont rappelé les limites de la technique et ont mentionné que des examens complémentaires rassurants pouvaient cependant les induire en erreur : « *Sur un cancer du pancréas où j'ai fait des tas d'examens abdominaux qui étaient strictement négatifs* » *(O)*.

d. Contexte médical particulier

Le contexte épidémique était particulièrement craint par les médecins : « *Peut-être que dans toutes les gastros qu'on voit, des fois il y a un néo de l'intestin...* » *(A)*.

De même, ils pouvaient minimiser les symptômes ou être influencés par le compte-rendu d'un patient sortant d'un service d'urgences ou d'une hospitalisation.

5. Dépendants de la pathologie

Beaucoup de médecins ont vécu des cas où la pathologie n'était pas détectable cliniquement initialement et où le patient ne présentait pas de signes de gravité. Une pathologie rare en médecine générale ou une symptomatologie ambiguë pouvaient également favoriser une erreur ou un retard de diagnostic. Certains médecins ont aussi cité comme cause, un patient poly pathologique ou un patient qui présentait une pathologie grave qui masquait une deuxième pathologie : *« D'abord rééquilibrer le diabète, parce qu'il était totalement déséquilibré, j'ai vu ça en priorité. Et puis du fait de la diarrhée qui persistait, malgré le traitement bien pris, c'est qu'il y avait autre chose derrière »* (Q).

6. Dépendants du système de soins

Certains médecins sentaient un poids suite aux pressions par la sécurité sociale ou par les discours politiques, qui pouvaient influencer leurs choix de manière péjorative. Ces pressions portaient par exemple sur la réduction du nombre d'examens, la prescription de médicaments moins chers ou la bonne traçabilité dans le dossier médical.

Certains médecins ont regretté l'*« hermétisation des spécialisations. Il y a un manque d'ouverture de connaissances »* (A) et l'absence de médecin référent dans le système hospitalier.

Certains médecins ont incriminé la réception tardive des courriers médicaux, leur envoi par internet et les erreurs de dictée ou de frappe qu'ils peuvent contenir.

Certains médecins ont mentionné que l'accès difficile aux examens complémentaires et aux spécialistes suite à une baisse de la démographie médicale pouvait être source d'erreurs.

B. Facteurs évitants

Beaucoup de médecins on dit de manière générale essayer de minimiser le risque d'erreurs. Pour eux, connaître et accepter ce risque avec les contraintes du métier, permettaient de mieux les prévenir.

1. Dans sa vie personnelle

De très nombreux médecins, disaient que connaître leurs limites intellectuelles et physiques, ainsi que rester humble et honnêtes avec eux-mêmes était fondamental. Certains médecins pensaient que la confiance en eux était aussi importante. D'autres ont rajouté que le fait d'avoir un bon équilibre de vie tout en séparant le professionnel du personnel permettait de travailler *« dans des situations de sérénité, c'est confortable »* (M).

2. Dans sa pratique

- Lors des consultations
  - Dans sa démarche diagnostique

Beaucoup de médecins essayaient d'avoir leur regard ouvert face aux différents diagnostics possibles, de garder leur esprit de doute, d'avoir un regard neuf sur le patient ou de reprendre à zéro son dossier. Certains médecins disaient qu'il était quelques fois important de suivre leur instinct malgré un avis contraire. De plus, il ne fallait pas oublier de considérer tous les antécédents dans la démarche diagnostique et de s'adapter à l'âge du patient. De nombreux médecins ont insisté sur l'importance d'un bon examen clinique. Beaucoup de médecins disaient multiplier les examens si la situation clinique n'évoluait pas favorablement ou pour se rassurer en éliminant un diagnostic grave. Cependant ils jugeaient important de rester critique vis-à-vis des résultats.

> ➢ Dans sa relation avec le patient

Le fait de connaître le patient et d'avoir une relation de confiance réciproque limitaient pour plusieurs médecins, le nombre d'erreur : « *D'habitude elle ne me téléphone pas parce qu'il fait de la température le gosse. Comment ça se fait que… ?* » (P).

Pour beaucoup de médecins, il fallait porter toute leur attention au patient présent en l'écoutant bien, en écoutant son entourage, en essayant de mettre à nu ses demandes et en les considérant toutes.

Donner des explications et échanger avec le patient étaient important pour beaucoup de médecins. Dans certains cas, ils s'assuraient ensuite que le patient les avait bien compris en lui demandant de reformuler. Certains médecins préféraient ne pas dire au patient un diagnostic dont ils n'étaient pas sûrs.

Pour beaucoup également, il était important d'insister auprès du patient sur son suivi et sur les différents dépistages, de l'investir dans sa prise en charge, de vérifier s'il avait réalisé les examens demandés et ne pas hésiter à le rappeler en cas de nécessité de changement de traitement.

- Dans sa manière globale de pratiquer
  - ➢ Le médecin est vigilant

Repérer des signes de gravité ou l'urgence d'une situation, remarquer des détails et garder une vigilance constante étaient primordial pour tous les médecins.

- ➢ Le médecin s'investit

Plusieurs médecins ont dit qu'ils s'acharnaient si le patient ne présentait pas d'amélioration clinique. Le fait de repenser à la situation du patient à distance de la consultation pouvait les aider dans le diagnostic. Beaucoup de médecins disaient se tenir disponibles pour leurs patients et voulaient être prévenu en cas de problèmes quels qu'ils soient. Certains prenaient les rendez-vous pour leurs patients. Selon eux, un médecin ne devait pas hésiter face à une situation complexe et agir rapidement, quitte à se forcer : *« C'est vrai que des fois on n'a pas envie, même si c'est prendre un téléphone, savoir qu'on va perdre 10 minutes à appeler le cardio… »* (L).

- ➢ Le médecin maîtrise tout

Pour certains, éviter la survenue d'erreur consistait à tout recentrer autour du médecin généraliste qui doit être au courant de tout pour tout contrôler.

- ➢ Compétences du médecin

En plus de certaines attitudes, certains médecins ont cité la conscience professionnelle, les compétences du médecin, son esprit de synthèse et son ressenti irrationnel dans certaines situations. Pour certains, le nombre de connaissance ne limiterait pas le risque d'erreur.

> Expérience du médecin

Beaucoup de médecins trouvaient qu'avoir de l'expérience dans un domaine de pathologies pouvait éviter des erreurs, en particulier s'ils avaient eu des informations récentes ou rencontré un cas similaire dans leur pratique.

> Le médecin se remet en cause

Certains médecins, pour progresser, remettaient en question leur pratique de manière régulière. Des praticiens maîtres de stages ont dit que cette fonction les forçait à faire cette rétrospection plus fréquemment suite aux questions de leurs internes. Globalement, la maîtrise de stage a été citée comme un avantage pouvant éviter des erreurs.

> Le médecin se préserve

Pour limiter leurs erreurs, plusieurs médecins disaient se protéger contre le burn out en prenant des pauses régulièrement, en faisant attention à ne pas être exploités par leurs patients ni se laisser envahir par leurs émotions.

> Le médecin se forme

Pour certains médecins, la prévention des erreurs passait par une formation régulière pour *« tendre à s'améliorer tout le temps »* (I).

- Dans son organisation
> Bonnes conditions de travail

Pour certains médecins, il était important de travailler dans de bonnes conditions matérielles et psychologiques, d'avoir donc une bonne organisation du cabinet et de leur emploi du temps, quitte à limiter le nombre de consultations. Certains médecins s'étaient spécialisés dans un domaine qu'ils aimaient. Certains préféraient travailler dans un cabinet de groupe.

> ➢ Dossier du patient bien tenu

Savoir gérer les courriers reçus et avoir des dossiers bien tenus avec notamment les coordonnées du patient permettaient d'éviter des erreurs.

> ➢ Bonne gestion du temps

Pour certains médecins, prendre le temps avec leurs patients, consacrer du temps aux situations complexes, savoir différer des demandes du même patient étaient importants pour une bonne prise en charge. Certains médecins pensaient que des consultations plus longues pouvaient éviter des erreurs, d'autres pensaient le contraire.

- Dans ses relations avec les spécialistes

Le fait d'adresser leurs patients à d'autres spécialistes permettait d'éviter beaucoup d'erreurs de diagnostic. Les médecins n'hésitaient pas à changer de confrère spécialistes s'ils n'étaient pas satisfaits. Certains médecins faisaient attention à écrire des lettres claires mais sans orienter leurs confrères.

IV. <u>Conséquences dans leur pratique</u>

A. Dans la pratique personnelle

1. <u>Conséquences globales</u>

De très nombreux médecins ont dit qu'ils ne répèteraient plus l'erreur commise et considéraient que leur erreur les avait fait progresser et avait amélioré leur pratique. Beaucoup ont trouvé qu'il fallait qu'ils gardent une vigilance constante : *« Faut faire gaffe à tout, tout, tout, tout ! » (F)*. Certains médecins avaient recherché plus souvent ce qui pouvait être source d'erreur pour eux dans leur pratique. D'autres tenaient mieux leurs dossiers. Certains médecins ont fait des recherches documentaires sur la pathologie concernée mais sans faire de formation spécifique.

2. Dans la démarche diagnostique

Certains médecins tentaient de limiter le plus possible les a priori qu'ils pouvaient avoir sur le patient ou les situations, étaient plus vigilants vis-à-vis de leur première impression et veillaient à ne pas se laisser influencer par l'interprétation du patient.

D'autres voulaient devenir plus systématiques dans leur démarche, en pensant à tous les diagnostics possibles, y compris les moins fréquents et prescrire un examen si un diagnostic était évoqué. Certains cherchaient à repérer davantage les situations complexes et à être moins attentiste : « *On joue parfois un peu la montre en disant "Ça va s'arranger" etc.* » *(H).*

Certains médecins essayaient de pousser leur interrogatoire, de le rendre plus complet et d'être plus à l'écoute de leurs patients : « *Je suis plus explorateur. Je cherche plus à savoir pourquoi il vient* » *(C).*

Certains médecins ont examiné plus systématiquement et plus complètement les patients en leur donnant moins de conseils sans les avoir examinés.

Certains médecins ont prescrit plus d'examens complémentaires pour la même population de patients que celui touché par l'erreur ou refusaient moins un examen demandé par le patient. D'autres n'ont pas modifié leurs habitudes concernant ces prescriptions.

B. Dans la relation avec les patients

Certains médecins avaient une relation plus franche avec leurs patients suite à une erreur ou les incitaient à demander davantage d'explications. D'autres étaient plus pondérés dans l'annonce d'un diagnostic ou de résultats d'examens complémentaires. Certains insistaient plus sur les éléments de prévention et de dépistage. D'autres essayaient d'avoir encore plus une distance émotionnelle dans leur travail : « *Il ne faut pas trop... j'allais dire s'attacher aux gens. Il faut travailler dans une conscience du "bien faire" et puis c'est tout.* » *(Q)*.

C. Dans la relation avec ses confrères

Certains médecins ont changé leur manière d'écrire à leurs confrères spécialistes, ont été plus vigilants sur le retour des autres spécialistes ou ont changé de confrères.

D. Dans la relation avec le système de soins

Certains médecins ont été plus vigilants vis-à-vis des recommandations officielles et du système de soins : « *Je relativise encore plus en me disant... d'abord le malade quoi !* » *(A)*.

E. Pas ou peu de conséquences dans leur pratique suite à l'erreur

Certains médecins pensaient avoir modifié leur pratique de manière inconsciente. Pour d'autres, l'erreur n'avait pas ou que très peu influé sur leur pratique ; leur pratique évoluant elle-même avec le temps et les circonstances entourant l'erreur étant très particulières. Certains médecins jugeaient qu'une modification de leur organisation par exemple, ne serait pas favorable aux patients et n'ont donc rien voulu changer.

F. Durée variable des conséquences

Plusieurs médecins disaient modifier leur pratique de manière régulière, certains de façon durable. A l'inverse, d'autres n'ont pas trouvé de modifications sur le long terme : « *(ma pratique) concernant ce truc spécifique, va changer pendant les semaines qui suivent. Un petit peu à la fois, on va retomber dans, je ne vais pas dire nos travers, mais notre fonctionnement habituel.* » *(K)*.

Discussion

I. Avantages et limites de l'étude

A. Forces

1. L'objet de recherche

Le choix de ce thème concernait une réflexion sur l'amélioration de la qualité des soins. M.Chanelière en 2005 (15), ne parlait pas encore d' « erreur » dans ses entretiens mais d' « évènement indésirable » car il lui semblait que parler en ces termes généraux permettrait de parler de façon plus sereine. Dans ce travail, nous n'avons pas hésité à employer le mot « erreur » pour aborder clairement ce sujet et pouvoir ôter un malaise subsistant encore autour de ce terme.

2. La méthodologie

La réalisation d'entretiens semi-dirigés par un enquêteur médecin, nous semblait être la façon la plus adaptée pour recueillir une diversité et une sincérité d'informations. En effet, le caractère intime, personnel et anonyme de l'entretien était idéal pour permettre aux médecins une rétrospection de ses erreurs et qu'il puisse exprimer librement son ressenti dans un certain cadre. La majorité des médecins s'est exprimée sans peine et nous avons remarqué leur utilisation du langage familier. Celui-ci est employé dans des situations de communication où il n'y a pas de contraintes importantes, dans des rapports d'égal à égal ou de mentor à novice. Il témoigne d'une bonne expressivité, d'une spontanéité et d'une proximité avec l'enquêteur, qui peut être due ici à l'appartenance à la communauté médicale (22).

L'échantillonnage s'est fait de manière orientée et non orientée. Nous avons d'abord sollicité des maîtres de stage, ayant l'habitude du contact avec un interne, puis élargi notre recherche par un effet « boule de neige ». Les maîtres de stage de l'enquêteur n'ont pas été interrogés car une relation trop proche aurait pu influencer leurs réponses.

Le travail d'analyse a été réalisé avec rigueur par triangulation des données. Pour chaque entretien, deux codages ouverts indépendants ont été réalisés puis mis en commun par téléphone. La liste des codes a été mise à jour après chaque analyse. Il n'y a pas eu d'échange sur un entretien avant que celui-ci n'ait été analysé.

3. La diversité et la représentativité de la population étudiée

Les médecins interrogés présentaient une grande diversité d'âge, de durée d'installation et d'activités professionnelles. Un grand nombre d'entretien a été réalisé pour maximiser l'expression de la diversité et tenter d'être le plus exhaustif possible.

Même si nous n'avons pas recherché de représentativité lors de la création de l'échantillon, nous remarquons que la proportion de femmes incluses dans l'étude (33 %), l'âge moyen des médecins (51 ans) et la répartition de leurs lieux d'activité correspondaient aux chiffres moyens en France.

4. Diversité des résultats

Le choix de la méthode a permis d'obtenir des résultats riches. Les nombreuses expériences citées nous ont permis de recueillir des vécus très différents et de pouvoir rechercher quels étaient les facteurs qui influençaient les sentiments des médecins.

B. Faiblesses

1. Biais de recrutement

La principale faiblesse inéluctable de l'étude était le caractère volontaire du recrutement. En effet, les médecins interrogés sont tous des médecins acceptant de témoigner de leurs erreurs. Nous pensons que des médecins réticents à participer pourraient avoir un vécu différent.

2. Biais de mémoire

Pendant l'entretien nous demandions aux médecins de se remémorer leur vécu suite à des erreurs passées. Quelques-uns ont cité des erreurs datant de plusieurs années et avaient des difficultés à se souvenir précisément de leurs sentiments. Nous ne demandions pas aux médecins de réfléchir sur le thème avant l'entretien pour privilégier leur spontanéité.

3. Biais d'expression

Même si la majorité des médecins nous a semblé encline à parler de leurs erreurs, il a pu persister pour certains une retenue dans leur discours. Cette réserve pouvait faire suite à une gêne vis-à-vis de l'exposition d'échecs personnels à un autre médecin ou vis-à-vis de l'enregistrement audio, malgré la garantie de l'anonymat avant chaque entretien.

4. Biais d'investigation

Lors des entretiens, les relances ou questions de l'enquêteur pouvaient aussi influencer les propos du médecin.

5. Biais d'interprétation

Les impressions de l'enquêteur et ses représentations sur le médecin ont pu influencer son interprétation lors du codage, même si la triangulation des données a diminué ce biais.

6. Définition du mot erreur et multiplicité des expériences vécues

La définition de l'erreur rendait parfois les médecins circonspects et cela s'est ressenti dans leurs exemples. Certains avaient du mal à savoir s'ils avaient réellement fait une erreur dans des situations précises. De ce fait, ils ont cité des cas très divers qui pouvaient être plus ou moins considérés comme des erreurs par un œil extérieur. Il était alors difficile de comparer les réactions des médecins car leurs sentiments et attitudes variaient considérablement selon les expériences citées.

II. Interprétation des résultats

A. L'erreur de diagnostic en médecine générale

1. Réactions à l'évocation des erreurs en médecine générale

a. Des médecins humbles car l'erreur est humaine

Les médecins se montraient humbles et humains et il était primordial pour eux de garder ces qualités suite à la fatalité des erreurs dans leur pratique et dans la profession en général.

Dans sa thèse consacrée aux réticences des médecins à déclarer leurs erreurs, M. Adouani (2) a également relevé que l'erreur était apparue aux médecins à de nombreuses reprises comme inhérente à la pratique de la médecine ainsi qu'à leur condition d'être humain. Ce qui ne manque pas de nous rappeler qu'avant d'être médecin, nous sommes des hommes et des femmes. Cette approche rationaliste reprend ainsi les termes dédramatisants de J. Reason (16) : « La prémisse de base de l'approche systémique est que les humains sont faillibles et que la survenue d'erreurs doit être un événement attendu, même dans les meilleures organisations. Selon cette approche l'important n'est pas de savoir qui a fait l'erreur mais "comment" et "pourquoi" les "défenses" ont échoué. ». L'analyse de la responsabilité des « facteurs humains » dépasse la stigmatisation du « médecin fautif » pour s'intéresser au système.

b. Les peurs de l'erreur

La peur de l'erreur et des conséquences qui en résultent, était plus ou moins présente chez les médecins interrogés, comme déjà retrouvée dans d'autres recherches (1). Les craintes concernant un procès, la possibilité de ne plus exercer, le burn out, l'envie d'arrêter la médecine ou de changer de spécialité ont aussi été citées auparavant (17). Certains médecins estimaient que la survenue d'un procès était quasi inévitable au cours de leur carrière. Mais ce qui les inquiétait le plus n'était pas le fait de passer devant la justice, mais d'avoir provoqué une erreur et de devoir en assumer les conséquences.

A l'inverse, une autre forme de « peur », préoccupait les médecins, celle de ne pas connaître leurs erreurs. Malgré les désagréments engendrés, ils préféraient être au courant de leurs erreurs pour éviter de les répéter et pouvoir en discuter avec le patient. Cette peur était parfois irrationnelle car certains médecins craignaient d'avoir fait une erreur lorsqu'ils ne voyaient plus un patient, alors que rien concrètement ne pouvait laisser supposer une telle chose.

c. L'oubli des erreurs

Plusieurs médecins avaient des difficultés à se rappeler leurs erreurs mais admettaient en avoir certainement fait. D'autres se sont remémorés des erreurs anciennes ou des erreurs ayant eu une fin heureuse. Ces différents mécanismes de défense psychologique ont déjà été reconnus (1).

2. Définitions

a. L'erreur

Beaucoup de médecins déstabilisés par la question, citaient des exemples ou des circonstances favorisant l'erreur. La définition de l'erreur était une notion différente selon les médecins interrogés comme on le remarque par la quantité d'erreurs que chaque médecin avait citée. Certains disaient en faire régulièrement des « petites », d'autres en ont comptés 2 ou 3 dans leur vie. Globalement, les médecins différenciaient leurs erreurs en deux catégories, « petites » et « grosses », en fonction des conséquences pour le patient.

Les médecins interrogés dans l'étude avaient entendu certains collègues dire qu'ils ne faisaient jamais d'erreurs et pensaient cela impossible. Ces collègues voulaient-ils dire qu'ils n'avaient jamais causé la mort de quelqu'un ou laissé de graves séquelles évitables ? Pour R. Amalberti, plus on est intolérant au risque, plus le terme d'erreur est associé à quelque chose de grave (16).

Les définitions officielles dédramatisent cette impression. En réalité, l'erreur correspond à un dysfonctionnement censé être évitable par rapport à une norme théorique. Mais il n'est pas intentionnel et ne relève pas de l'infraction à une règle ce qui distingue l'erreur de la faute (9,11). On peut remarquer : « ce qu'il faut faire », « ce qu'on peut faire », « ce qu'on peut ne pas faire » et « ce qu'il ne faut pas faire ». L'erreur se rapporte uniquement à la dernière catégorie.

L'Institute of Medicine des Etats-Unis d'Amérique a défini l'erreur comme : « L'échec de la conduite d'une action planifiée à ses fins désirées ou le recours à une planification erronée pour atteindre un objectif. » (5).

Une autre définition de l'erreur selon Dovey (23) serait : « N'importe quel événement inattendu, non anticipé, survenu au cours de votre pratique et dont vous pensez : "Ceci a menacé le bien être du patient et n'aurait pas dû arriver. Je ne veux pas que cela se reproduise à nouveau". Un tel événement est susceptible d'"affecter la qualité de soins que vous prodiguez à vos patients, il peut être grand ou petit, administratif ou clinique, mais vous considérez qu'il doit être évité à l'avenir. »

Dans le langage courant, l'erreur correspond « au fait de se tromper, de tenir pour vrai ce qui est faux, et inversement ». Mais ce point de vue est difficile à appliquer en médecine où les notions de « vrai » et « faux » peuvent varier suivant les circonstances, les recommandations et les époques. D'un point de vue étymologique, l'erreur signifiait anciennement l'action « d'errer, d'aller dans une direction imprécise ». Cette vision peut être rapprochée du comportement du médecin qui avance dans sa démarche de soins, parfois de façon incertaine ou erronée (2).

On peut donc parler de « l'erreur médicale », sans mettre les mêmes significations derrière ce terme. Il parait alors logique de ne pas toujours s'entendre entre différents intervenants : médecins, patients, juges ou médias... Ni pour un médecin de savoir s'il a vraiment fait une erreur.

b. La faute

Les médecins étaient plus près de la définition officielle concernant la faute en y incluant les notions de tromperie et de négligence pouvant être sanctionnées. Il y a eu faute quand le médecin a fait défaut à ses obligations de prise en charge de son patient et a manqué de professionnalisme, c'est-à-dire manqué de rigueur par rapport aux connaissances actuelles et d'attention vis-à-vis de son patient. Un diagnostic erroné ne constitue que rarement une faute. La faute n'apparait que lorsque la vigilance et les moyens nécessaires à l'établissement du diagnostic n'ont pas été mis en œuvre par une ignorance ou une méconnaissance vraiment importante de la médecine (11).

c. Retard

De même que pour l'erreur, les médecins présentaient des points de vue différents concernant la définition du retard. Cette difficulté de définir objectivement, s'il y avait un retard ou pas pouvait entraîner des problèmes avec le patient qui n'a pas souvent la même temporalité que le médecin. Pour certains médecins, le retard est quasi permanent suite à l'incertitude diagnostique en médecine générale.

3. L'incertitude diagnostique en médecine générale

a. Particularités de la médecine générale

Les médecins interrogés ont cité la médecine générale comme étant une spécialité avec des particularités potentiellement sources d'erreurs. Dans une étude liée à l'incertitude diagnostique (24), ces spécificités seraient :

- Des soins de premier recours, de proximité et des contacts courts avec les patients
- Un champ sanitaire de pratique large
- Des troubles de santé peu différenciés, à des stades évolutifs précoces, formant une séméiologie de symptômes mal définis, difficiles à classifier selon les classifications habituelles
- Des moyens techniques diagnostiques limités, la multiplication des investigations les plus sophistiquées n'étant pas adaptée en soins primaires
- Une relative solitude car il n'y a pas de discussions collégiales entre confrères comme à l'hôpital

b. Complexité de la décision médicale

E. Galam reprend B. Grenier dans son livre : « Évaluation de la décision médicale » (3). Beaucoup de choses peuvent être incertaines en médecine : imprécision des données d'un examen clinique incomplet, incertitude du choix des données retenues, incertitude de l'interprétation des examens complémentaires, du pronostic et des risques évolutifs, de la balance bénéfices/risques, du traitement... Les conclusions sont donc probabilistes et incertaines.

Le processus de décision est complexe puisqu'il met en jeu différents facteurs :

- la formation et l'expérience personnelle du médecin
- le recueil et la gestion de l'information
- la hiérarchisation et l'organisation de cette information
- la recherche d'informations complémentaires
- le raisonnement conduisant à la décision, la mise en œuvre et le suivi de cette décision

L'accumulation de données scientifiques nouvelles ne facilite pas ce processus. Les différents facteurs impliqués sont essentiellement des éléments d'ordre cognitif, pondérés par des éléments d'ordre professionnel, auxquels s'ajoutent des éléments relationnels.

R. Amarberti et J. Brami (10) ont développé la notion de « tempos » pour illustrer le caractère dynamique et complexe de la décision médicale. Ils considèrent 5 tempos : le tempo de la maladie (évolution naturelle, pathologie aiguë ou chronique), le tempo du traitement (délai d'efficacité, paramètres de surveillance), le tempo du patient (temps avant la consultation, temps pour la réalisation des examens), le tempo du cabinet (gestion du temps parmi les contraintes présentes) et le tempo du système médical (temps pour obtenir les résultats ou avis spécialisés). Chaque paramètre peut influencer la prise de décision du médecin.

c. L'incertitude diagnostique

Des études (24,25) consacrées au risque d'erreur diagnostique en médecine générale ont été réalisées en relation avec les travaux sur la Casugraphie de R.N. Braun (26). Celui-ci a établi un tableau permettant de classer les consultations en quatre « positions diagnostiques », A, B, C ou D, selon leur niveau de certitude étiologique obtenue.

Les positions A et B, correspondantes à un symptôme ou un syndrome, comportent plus de risque d'erreur étiologique et représenteraient environ 70 % (selon les études 55 à 75 %) de l'activité du généraliste. Les positions C et D, correspondantes à un tableau de maladie ou un diagnostic certifié par tous les moyens disponibles, n'en représenteraient qu'environ 30 % (selon les études 25 à 30 %).

d. Pas de véritable diagnostic en médecine générale

Le terme « diagnostic » serait donc impropre à une majorité des consultations en soins primaires et les termes d' « impression diagnostique » ou de « résultat de consultation » sembleraient mieux adaptés. Les pathologies ont souvent une évolution spontanément favorable et une prise en charge thérapeutique peut être le plus souvent proposée alors même qu'un diagnostic étiologique n'est pas complètement établi.

Les objectifs diagnostiques ne sont donc pas les mêmes en soins primaires qu'à l'hôpital. Malgré les particularités et difficultés de la médecine générale, il semblerait d'après les médecins qu'il n'y ait pas plus d'erreur de diagnostic qu'en milieu hospitalier.

e. Pression du diagnostic

Certains médecins interviewés ont ressenti une pression de la part de leurs patients quant à l'obtention rapide d'un diagnostic. Ils jugeaient cette pression péjorative et parfois non justifiée. Le diagnostic n'est-il pas alors plus souvent évoqué et demandé par les patients que recherché à tout prix par les médecins ? L'enjeu d'un « résultat de consultation » efficient reste important pour le médecin et augmente d'ailleurs depuis la réforme du médecin traitant qui fait du médecin généraliste le seul référent en premier recours et le régulateur de l'accès aux autres soins spécialisés.

f. L'art de la médecine

Le rapport de l'Académie Nationale de Médecine de 2011 (27) tire une sonnette d'alarme contre le constat d'une « dégradation des pratiques de l'humanisme médical ». Il préconise un Art Médical, qui, respectueux de l'exigence scientifique (…) préserve un espace de liberté ouvert au médecin pour exercer les intuitions acquises de son expérience et de sa subjectivité afin d'exprimer librement sa singularité, l'histoire de sa vie et de sa maladie.

L'idée que la décision médicale puisse varier suivant le médecin rencontré par le patient confirme la difficulté de définir et de délimiter une erreur.

4. Gestion du risque et des patients

a. Attitudes variables selon les représentations du médecin

Nous avons été surpris de la diversité des comportements des médecins vis-à-vis de leurs patients. Certains médecins ont spontanément exprimé, soit qu'ils ne montraient jamais au patient qu'ils étaient en situation de doute, soit au contraire qu'ils n'hésitaient pas à montrer leurs failles. Ceci peut témoigner de la grande variabilité de l'image que le médecin a de lui-même, de celle qu'il veut bien montrer à son patient et donc de la diversité également des pratiques médicales relationnelles.

b. Ambivalence des patients

De la même manière, les médecins nous ont rapporté des attitudes très différentes selon les patients. Celles-ci variaient probablement suivant les représentations de ces patients sur la médecine, sur leur médecin, suivant leurs propres personnalités, leurs connaissances, leur autonomie, leur besoin de réassurance etc. Les patients savent que le médecin est humain, mais le sujet de la santé est délicat. Ils veulent donc être rassurés par sa proposition de prise en charge. Expliquer la démarche diagnostique et exprimer un doute s'il y a lieu peuvent améliorer la compréhension du patient en cas d'erreur. Nous pensons que si un médecin doute mais ne donne pas d'explications sur sa démarche ni son incertitude, la compréhension du patient après une erreur pourrait être moins bonne car le médecin avait semblé sûr de lui.

Même si la possibilité d'erreur médicale existe, les médecins ont cité largement leur obligation de moyens liée au fait qu'ils exerçaient un métier de « don à l'autre » et avaient des comptes à rendre au patient. Ces attitudes montrent bien leur sentiment de responsabilité importante vis-à-vis du patient et leur attitude volontariste à tout mettre en place pour éviter qu'une erreur ne se produise.

B. Sentiments et réactions des médecins après une erreur

1. <u>Sentiments</u>

a. Sentiments négatifs

La composante émotionnelle constitue un élément important dans le vécu des médecins généralistes face à une erreur ou un retard de diagnostic.

Dans notre étude, les sentiments négatifs ressentis par les médecins étaient très divers et variables selon le médecin, le temps écoulé depuis l'erreur et les diverses situations. Tous les médecins ont eu un ressenti désagréable suite à l'erreur. Comme attendue, la culpabilité a été retrouvée mais elle était plus ou moins importante selon les cas et n'était pas aussi prépondérante que dans d'autres études. Les sentiments négatifs cités dans d'autres recherches (3,15–17) et retrouvés dans la nôtre sont :

- Surprise et incompréhension, sentiment d'avoir subi un choc lors de l'annonce de l'erreur
- Tristesse, affection, douleur partagée vis-à-vis des conséquences pour le patient, regrets
- Sanction personnelle, auto accusation, sentiment de responsabilité de l'erreur
- Sentiment d'échec, de honte, de fierté blessée, de dévalorisation, de remise en cause de leur image de médecin
- Anxiété, stress, peur pour le patient et pour d'éventuelles conséquences sur sa pratique
- Remords, sentiments de devoir « rattraper l'erreur »

Les médecins ont exprimé un besoin de réaffirmation professionnelle et de réassurance personnelle.

D'autres études ont retrouvé un sentiment de colère, une accusation du patient ou d'autres intervenants pour se protéger psychologiquement de l'impact de l'erreur (1)(16). Ces attitudes n'ont pas été reconnues dans la nôtre, peut-être parce que les médecins interrogés ont parlé majoritairement d'expériences d'erreurs qu'ils reconnaissaient.

Dans la thèse d'E. Venus sur l'impact et la gestion de l'erreur médicale par des internes (16), un sentiment de frustration et des pleurs chez les médecins femmes ont été retrouvés, éléments non précisés dans notre analyse. De plus, la moitié des internes avait ressassé le scénario de l'erreur, attitude citée seulement par quelques médecins interrogés. La thèse fait part aussi de la solitude importante ressentie au moment de l'erreur par plusieurs internes interviewés, qui auraient aimé que les séniors leurs parlent d'erreurs commises. Nous avons retrouvé dans nos entretiens ce sentiment pesant de solitude lorsque des médecins ne savaient pas vers qui se tourner pour partager leur vécu. En effet, après une erreur, les médecins ne bénéficient d'aucun accompagnement psychologique, aucun soutien des instances ordinales ni des pouvoirs publics. Dans sa thèse consacrée aux conséquences de l'erreur médicale grave (14), C. Comte retrouve que 79 % des médecins ont dû gérer seuls ces conséquences.

Pour E. Galam, les médecins sont idéalistes, perfectionnistes et exigeant d'eux-mêmes de hauts standards d'excellence (8). Ce qui rend le vécu d'une erreur encore plus difficile. Il compare dans son ouvrage (3), la survenue d'une erreur médicale à un accident de travail psychologique pour le médecin. En effet, un accident de travail est défini comme un accident (fait survenu soudainement et pouvant être daté de manière certaine) survenu par le fait ou à l'occasion du travail, quelle qu'en soit la cause et ayant entraîné l'apparition soudaine d'une lésion. Cette comparaison parait justifiée au regard des circonstances de survenue d'une erreur et du retentissement psychologique péjoratif, même bref, chez tous les médecins.

L. Teissereinc, dans son étude consacrée au retentissement psychologique de l'erreur médicale (17), assimile les sentiments des médecins aux différentes phases retrouvées après un deuil : choc, déni, colère, marchandage, tristesse, résignation, acceptation, reconstruction. En effet, d'après notre analyse, un médecin peut vivre ainsi l'annonce d'une erreur qui s'apparente à celle d'une « mauvaise nouvelle ».

Contrairement à certaines études, les médecins interrogés n'ont pas eu le sentiment de nécessité d'une protection sur le plan juridique.

Même s'ils ont dit comme dans d'autres études (15,17), que l'erreur pouvait être source de burn out ou de dépression, les médecins interrogés n'ont pas personnellement subi ces troubles. Ils n'ont pas non plus ressenti de perte de confiance ni de stress quotidien sur de longues durées.

De même, dans certaines études, l'erreur avait eu, chez 17 % des médecins, un impact négatif sur leur vie personnelle (28). Dans notre étude, les médecins n'en ont pas fait mention mais la question ne leur a pas été posée directement.

b. Troubles somatiques et addictions

Les troubles du sommeil sont les seuls troubles somatiques retrouvés lors des entretiens mais ils n'ont pas semblé importants ni durables. Certaines études ont retrouvé également des tendances addictives (alcool ou drogues) suite à l'erreur (1). Nous ne les avons pas recherchées directement et si des médecins interrogés en ont eu, ils ne nous en ont pas fait part spontanément, probablement par gêne ou par honte.

c. Sentiments positifs

Malgré ces sentiments négatifs, on remarque la présence quasi constante de sentiments positifs et le constat sur les erreurs semble mitigé. Le terme de « seconde victime » semble juste car l'erreur impacte, au moins partiellement, de façon péjorative le médecin. En revanche, l'erreur n'est pas « toute noire » pour eux et nous n'avons pas ressenti de victimisation ni d'impact fort ou durable chez les médecins interrogés. La majorité des médecins témoignait de leur volonté d'aller de l'avant, de chercher des ressources pour sortir de l'enfermement de l'erreur et d'en tirer des enseignements constructifs.

2. Penser au patient prioritairement

Le médecin reste médecin. Il exerce un métier de don et la première victime reste le patient. Ainsi, le médecin, qui n'est pas habitué à se plaindre, pourrait avoir tendance à ne penser qu'au patient. Il risque ainsi de ne pas vouloir admettre ses émotions, de les minimiser et de se renfermer sur lui-même. Le patient ne va jamais s'inquiéter de l'état psychologique de son médecin qui lui a causé du tort, car il est suffisamment peiné par sa propre souffrance. Pour E. Galam, les médecins ne suscitent la compassion que lorsqu'ils sont admirables (3).

Le médecin est un professionnel avec des devoirs, considéré comme infiniment responsable. Le patient est infiniment libre par sa position d'usager et de faiblesse vis-à-vis du médecin. D'où l'importance d'étudier et de faire connaître les différents impacts sur le médecin au plus grand nombre.

3. Prise de recul, reconnaissance et rétrospection sur l'erreur

Pour les médecins, il leur semblait important, après la phase de choc subie suite à l'annonce de l'erreur, de mettre à distance leurs émotions pour prendre du recul et faire une rétrospection positive de la situation. Il leur était primordial d'essayer de voir objectivement « ce qui n'avait pas été », de définir s'il y avait eu une erreur ou non, de différencier ce qui était évitable de ce qui ne l'était pas et de rechercher quelle était leur part de responsabilité personnelle et celle pouvant être attribuée à d'autres facteurs (patient, contexte, système médical, malchance...). Cette rétrospection a toujours était retrouvée dans les études (3,15,17). Réfléchir au passé, identifier de multiples facteurs, accepter ses limites et insuffisances permettaient au médecin de se tourner plus sereinement vers l'avenir. Il pouvait se libérer de sa culpabilité et rechercher à modifier ses pratiques ou améliorer sa vigilance lors de situations à risque.

Cette rétrospection était réalisée seul, avec des confrères ou avec le patient. Malheureusement, elle pouvait conduire à une remise en question angoissante pour le médecin, en particulier s'il ne trouvait pas de réponse à toutes ses questions.

4. <u>Regard personnel du médecin sur son erreur</u>

L'erreur était toujours vécue différemment selon la perception des médecins, celle des patients ou celle de leurs confrères. Dans une même situation, les médecins se jugeaient plus sévèrement et pensaient toujours être responsables de l'erreur même s'ils ne savaient pas ce qu'ils auraient pu faire pour l'éviter. Il y avait parfois une grande différence entre le vécu par le médecin de chacune de ces situations et le regard que nous pouvions porter en tant qu'observateur. On a ainsi le sentiment que les médecins étaient très exigeants vis-à-vis d'eux-mêmes. Ceci pouvait être également causé par un biais de rétrospection : La connaissance du diagnostic final par les médecins les faisait surestimer les capacités réelles qu'ils avaient au moment de l'erreur. Si un médecin prétendait qu'un diagnostic « aurait dû être évident », nous pouvons être quasiment certains qu'il s'agissait d'un biais de rétrospection (28).

Mais, comme l'ont dit certains, seul le médecin sait ce qu'il a fait et ce qu'il aurait pu faire. Minimiser le ressenti des soignants impliqués dans une erreur ne leur apporte pas le soutien qu'ils souhaitent, même si nous ne comprenons pas toujours la source de leur détresse (16).

5. <u>Se protéger</u>

Des médecins peinaient à reconnaître le caractère évitable de la situation et employaient des mécanismes de défense déjà identifiés. Certains minimisaient leur erreur (ex : « il y avait beaucoup de facteurs extérieurs qui ont provoqué la situation »), l'extériorisaient (ex : « ce n'est pas de ma faute »), la banalisaient (ex : « ça fait partie de la vie ») ou la distanciaient (ex : « j'ai fait de mon mieux ») (4).

6. <u>Besoin et difficultés de parler</u>

Les médecins interrogés avaient souvent le besoin (plus ou moins exprimé ou ressenti) de parler de leur erreur avec leurs confrères et les bénéfices engendrés étaient importants. Ce besoin avait déjà été retrouvé dans d'autres études (12,13) pour les mêmes raisons que celles évoquées. Mais la démarche n'est cependant pas toujours facile, car la honte, la crainte de la stigmatisation en « médecin fautif » et la volonté de maintenir une image forte d'eux-mêmes, à leurs yeux et aux yeux des autres, peuvent freiner leur expression. L'erreur a une connotation péjorative qui facilite le secret (12). Même lorsque de bonnes conditions de confraternité et de confiance avec ses collègues sont réunies, il est plus facile pour un médecin de parler de son erreur de façon factuelle que d'extérioriser ses sentiments.

Contrairement aux médecins interrogés, les internes interviewés (16) parlaient davantage de leurs erreurs à leurs proches (80 %). Est-ce que le statut de «

Docteur » installé et donc « non étudiant » engendrerait une pression supérieure et une crainte plus grande de décevoir son entourage personnel ?

Le besoin de parole est ressenti implicitement lors de la réalisation d'études sur l'erreur médicale. Le taux de participation à notre recherche a été plus important que nous ne le pensions et l'expression lors des entretiens était facile dans la plupart des cas (utilisation d'un langage familier, longue durée des entretiens...). Certains médecins étaient satisfaits de pouvoir se confier et discuter de leurs erreurs. De même, les participants des groupes nominaux de L. Teisserenc (13) étaient contents d'aborder ce sujet, dans un climat de confiance, bienveillance, sans jugement, avec des gens qu'ils connaissaient.

7. Réactions vis-à-vis du patient

Certaines études (12) ont montré que 88 % des patients souhaitaient tout connaître des erreurs de leur médecin et 12 % le souhaitaient uniquement si l'erreur avait des conséquences sur leur santé. D'autres ont trouvé que 98 % des patients souhaitaient être informés des erreurs, même minimes. Des études ont montré que des médecins craignaient une perte de confiance des patients qui risqueraient ainsi de les quitter, voire une baisse de leur réputation (2). Cela n'est pas apparu dans notre étude. Contrairement à ce qu'on pourrait penser, révéler une erreur à un patient n'est pas obligatoirement une source de perte de confiance en la Médecine.

Les entretiens réalisés ont bien souligné l'importance pour les médecins de dialoguer avec le patient à la suite d'une erreur, ce qui concorde avec les autres études antérieures (15,17). Elle résulte d'un besoin d'honnêteté des médecins envers leur patient, reflet du besoin d'honnêteté envers eux-mêmes. Les médecins désirent pouvoir informer leurs patients, leur donner des explications sur la situation, s'excuser s'il y a lieu et comprendre leurs sentiments. Plus qu'une confession honteuse, c'est un véritable échange à double sens qui peut améliorer le vécu du médecin en soulageant sa conscience et lui permettre d'obtenir un pardon que seul le patient peut lui accorder.

Il améliore aussi le vécu du patient. Un guide de l'HAS paru en 2011 « Annonce d'un dommage associé aux soins » (13) proclame qu' « annoncer un dommage consiste à prendre en considération le patient et à reconnaître sa souffrance ». Des études ont retrouvé que les patients semblaient satisfaits lorsque le médecin les contactait et étaient sensibles à son honnêteté, ses regrets et ses excuses. Ces discussions peuvent l'apaiser, le soulager, apporter une réponse à ses attentes et éviter des dégâts et inquiétudes liées à son incompréhension. Pour E. Galam dialoguer le plus possible avec le patient permet de rester dans le registre médical et d'éviter les recours juridiques. Pour exemple, le seul médecin interrogé mis en cause juridiquement l'a été par un patient qui l'a quitté sans vouloir dialoguer avec lui.

Cela peut aussi faire prendre conscience au patient de la faillibilité médicale et l'inviter à prendre sa part de responsabilité dans l'erreur s'il y a lieu.

Une étude a montré que des patients peuvent aussi se sentir en partie responsables de certaines situations (12). La culpabilité et l'isolement du médecin peuvent être alors partagés avec les sentiments du patient.

Des excuses qui ne seraient pas sincères, proportionnées à l'erreur et des explications trop vagues pourraient être plus néfastes que bénéfiques. Les médecins interrogés pensaient comme d'autres, que les patients en veulent aux médecins qui ne s'excusent pas, qui fuient, qui n'assument pas ou qui minimisent leur erreur (12).

Cependant, cet échange n'était pas simple pour les médecins, en particulier s'ils vivaient difficilement leur erreur. Les médecins estiment manquer de formation dans ce domaine et peuvent avoir des difficultés à gérer leurs émotions dans une réalité bien complexe. Leurs sentiments de gêne et de honte peuvent les amener à rechercher des justifications et des excuses, quitte à masquer la vérité. Il est également difficile pour le praticien de s'excuser face à un patient revendicateur, s'il estime que la situation peut être due davantage à l'incertitude médicale, à la malchance ou à d'autres facteurs qu'à une réelle erreur de sa part.

Dans la thèse d'E. Venus (16), très peu d'internes ont révélé leur erreur au patient car ils se sentaient incapables d'assumer cette situation. Les conditions en soins primaires et la relation plus personnelle qu'ont les médecins généralistes avec leurs patients facilitent peut-être l'instauration de ce dialogue sur l'erreur.

C. Facteurs influençant le vécu

1. Caractéristiques personnelles du médecin

Lors de nos recherches, l'âge jeune du médecin a été également retrouvé comme étant un élément péjoratif dans le vécu d'une erreur par les médecins (29). Dans cette étude anglo-saxonne, beaucoup d'internes attribuaient l'évolution défavorable d'une situation à une cause intrinsèque (manque d'expérience ou de connaissance de leur part) plutôt qu'extrinsèque (complexité du cas et de la situation réelle). De même, le sentiment de culpabilité semblait très fort chez les internes français, alors même qu'ils admettaient parfois qu'ils ne savaient pas s'ils auraient pu mieux faire (16).

Les médecins interrogés pensaient que le caractère du médecin était prépondérant dans sa manière de vivre les erreurs. Le degré d'anxiété vis-à-vis de l'erreur a déjà été cité dans d'autres études (3). En effet, on peut remarquer une gradation entre différentes attitudes chez des médecins entre

: « je ne pense qu'à ça », « j'oublie vite » et « je fais ce qu'il y a à faire ». Une autre caractéristique citée est leur capacité d'acceptation et de perception des erreurs. On peut distinguer : « ceux qui ne les voient pas », « ceux qui ne veulent pas les voir », « ceux qui acceptent de les voir », « ceux qui s'efforcent de les voir » et « ceux qui ne voient que ça ». Les différences entre médecins peuvent aussi porter sur leur aptitude réflexive à l'égard de leurs propres pratiques (28).

Pour P. Klotz (4), un autre facteur serait l'idée que le médecin se fait de la Médecine et de ses capacités de contrôle effectif de la maladie. Si un médecin accorde plus de « pouvoir » à la médecine, il interprétera davantage la survenue d'une erreur comme une marque d'incompétence et l'impact émotionnel sera plus fort.

L'équilibre de vie et la situation personnelle du médecin ont été cités par certains médecins interrogés comme étant des facteurs importants. Nous n'avons pas spécifiquement retrouvé ces données dans d'autres études mais cela nous semble être un point essentiel.

2. L'erreur

a. Conséquences importantes

Plus les conséquences de l'erreur sont grandes, plus le médecin en est marqué et risque de moins bien vivre son erreur. Cet aspect a déjà été retrouvé notamment lors de l'étude par groupes nominaux ou chez les internes (16,17). Cependant, il apparait que la gravité des conséquences est une notion très variable selon les médecins eux-mêmes.

b. Sentiment de responsabilité

Notre analyse a montré que les médecins vivaient moins bien leur erreur en l'absence de facteurs extérieurs car leur sentiment de responsabilité était plus grand et donc l'erreur leur semblait davantage « évitable ». Les résultats concordent avec certaines études (12) mais discordent avec l'étude réalisée auprès des internes (16) : « Il n'y a donc pas de liaison statistiquement significative entre l'impact de l'erreur et la responsabilité ressentie par les internes ». Mais les exemples cités par les internes mettaient souvent en jeu le pronostic vital du patient dans des situations d'urgence. Des médecins peuvent être marqués par des situations qui arriveraient dans de telles circonstances même s'ils n'en sont pas responsables, ce fût le cas chez certains médecins interrogés.

3. <u>Le patient</u>

a. Personnalité et réaction à l'erreur

Les médecins s'entendaient sur le fait que la personnalité du patient et sa réaction personnelle influençaient leur vécu de l'erreur. Les réactions positives soulageaient le médecin, l'aidaient à mieux vivre son erreur et à la surpasser. Ces sentiments étaient encore plus forts quand le médecin craignait que le patient ne lui en veuille et l'accable de reproches.

Cependant les réactions du patient pouvaient être parfois plus agressives, les médecins s'efforçaient alors de comprendre leurs revendications. Mais s'ils les trouvaient infondées, ils préféraient prendre du recul afin de ne plus subir de sentiment d'injustice et de déception.

b. Relation antérieure

Plus la relation avec le patient était ancienne, plus elle était intime et le médecin se sentait proche de lui. Le médecin vivait alors plus difficilement l'erreur, d'autant plus s'il y avait des points de rapprochement avec le patient ou l'entourage (âge, sexe, profession…).

Certains médecins estimaient que les médecins hospitaliers assumaient moins leurs erreurs. Ils pensaient que le fait de parler d'erreurs était plus fréquent en soins primaires qu'à l'hôpital. Les médecins généralistes se sentiraient-ils davantage impliqués personnellement car ils ne peuvent pas se « cacher » derrière une « machine hospitalière » ? Leur volonté de maintenir une bonne relation avec le patient serait-elle plus forte ?

4. Relations avec ses confrères et parole autour de l'erreur

Parler et réfléchir sur l'erreur avec des confrères qui les soutiennent dédramatisent l'erreur, déculpabilisent le médecin et lui redonnent confiance. Des études reprises par E. Galam (8) montrent qu'il y aurait une amélioration des relations professionnelles après une discussion à propos d'une erreur.

D. Vécu d'un procès

Même si le sujet de l'étude n'était pas axé sur le côté juridique, il semblait important de signaler certains points. Les médecins disaient que les procès étaient souvent dus à un mauvais relationnel entre le médecin et son patient. L'autre cause citée était le « droit aux résultats », car avec les progrès scientifiques et surtout leur médiatisation, la population ne croyait plus au « manque de chance ». Ces deux causes ont été retrouvées dans d'autres études, mentionnées par : « la plus grande exigence des patients » et le fait que « la décision d'assigner un médecin devant les tribunaux est plus souvent liée à un comportement relationnel inadéquat qu'à la gravité de l'erreur commise. » (1) (8). Le seul fait de se proclamer « victime », ouvre droit à des réparations, et il faut un responsable.

Les médecins pouvaient donc craindre de manière plus importante un procès, avec toute la pesanteur et les désagréments engendrés, même s'il n'y avait pas eu réellement de faute dans leur pratique ni de conséquences lourdes.

Selon un rapport de la revue Responsabilité en 2009, on constate depuis 2004 une stabilité des avis des CRCI (commissions régionales de conciliation et d'indemnisation) retenant une faute, alors que les condamnations civiles ont augmenté de 17 % en 4 ans, toutes spécialités confondues (2). L'ignorance du système juridique augmente la peur et l'angoisse des médecins mis en examen. Ils ont souvent un sentiment d'injustice car l'évaluation de la situation se fait surtout sur des critères biomédicaux en ne tenant pas compte des circonstances réelles.

E. Vécu d'une erreur de confrères

La plupart des médecins avaient de bonnes relations de confraternité lors d'une l'erreur, en particulier devant le patient. Cependant, si un confrère ne semblait pas au courant d'une de ses erreurs ayant de lourdes conséquences, le médecin se devait de lui signaler même si cela était difficile et délicat. Cette attitude n'avait pas pour but d'accabler le confrère mais suivait la notion de « pédagogie de l'erreur ».

F. Facteurs favorisant l'erreur

1. Nombreux et variés

Les facteurs pouvant favoriser une erreur avaient parfois été cités dans la définition de l'erreur, les médecins la considérant souvent comme provoquée par différentes causes extérieures. En effet, dans l'analyse des entretiens, nous avons constaté que les erreurs survenaient souvent lors d'une accumulation de facteurs. Les erreurs imputées uniquement à un médecin qui travaillait dans des conditions de travail irréprochables étaient très rares. La grande variété de ces facteurs, certains paraissant minimes, illustre bien la complexité de la décision médicale en médecine générale.

2. Analyse

Pour mieux analyser nos résultats, nous les avons classés selon leur dépendance au médecin, au patient, aux contraintes en médecine générale, au contexte, à la pathologie ou au système de soins.
Une étude canadienne réalisée auprès de 328 généralistes québécois a listé 92 difficultés auxquelles peut se heurter le médecin. Nous retrouvons la très grande majorité de ces facteurs dans nos résultats.

D'autres auteurs ont également cherché à classifier ces biais pour mieux les cerner. Pour B. Grenier (1), les écueils auxquels peuvent être confrontés les médecins peuvent être :
- un biais d'incompétence : par les limites inévitables de la connaissance et de la mémoire
- un biais de motivation : par l'attraction subtile d'une connaissance récente ou l'existence d'un diagnostic antérieur ayant influencé le praticien
- un biais de préjugé : une erreur d'orientation par une sélection erronée des indices

P. Klotz (4) préconise un relevé des erreurs de manière prospective, presque au jour le jour. Il classe les erreurs en « erreurs cognitives », « erreurs sensori-motrices » et « erreurs d'attitude » et souligne les difficultés dues aux facteurs relationnels et aux conditions de travail en médecine générale (Tableau 1). Dans les erreurs d'attitude, il cite notamment des facteurs affectifs : désirs, préférences, aversions, préjugés, tabous, sympathies, pitié…

Dans nos résultats, beaucoup de facteurs favorisants concernaient l'interrogatoire ou la relation avec le patient. Ce qui rejoint le fait établi que l'histoire médicale suffit à elle seule à poser le diagnostic positif en soins primaires dans 70 à 80 % des cas.

Un regroupement d'études américaines (22) retrouve que la plupart des erreurs diagnostiques viennent d'un échec à réunir suffisamment d'informations pertinentes et d'une erreur de jugement dans la formation des hypothèses. Ceci est particulièrement vrai lorsque les maladies ont une présentation inhabituelle, non spécifique, une très faible prévalence, qu'elles sont associées à une autre comorbidité ou qu'elles sont difficiles à percevoir. Par ailleurs, cette étude identifie le phénomène d' « étiquette diagnostique », lorsqu'une explication évidente ou une cause immédiatement disponible peut faussement expliquer une symptomatologie atypique. L'enjeu consisterait à améliorer le processus diagnostique lorsque des maladies ont une présentation atypique. Nous avons retrouvé ces données dans les facteurs cités par les médecins de notre analyse.

Pour E. Galam, parfois le médecin est « piégé dans son désir d'aider les autres et son soucis de cohérence » qui peuvent le faire fléchir dans son raisonnement purement médical (3). Nous avons remarqué cela quand certains médecins interrogés hésitaient parfois à proposer une prise en charge si celle-ci discordait avec les attentes du patient.

G. Facteurs évitant l'erreur et conséquences

1. <u>Facteurs évitants</u>

Ils étaient très importants pour les médecins également. « Le droit à l'erreur existe mais il faut faire de son mieux pour l'éviter. » (4). Les médecins insistaient sur la nécessité de garder une vigilance constante en adoptant des pratiques préventives, sans attendre la survenue d'une erreur.

Dans la thèse étudiant la gestion du risque d'erreur diagnostique en soins primaires par les médecins généralistes juniors (24), l'auteur a identifié ces stratégies :
- Ne pas négliger l'anamnèse et les antécédents
- Donner au trouble de la santé un cadre diagnostique et un pronostic évolutif attendu
- Exclure un risque évitable précoce et élaborer un plan d'urgence le cas échéant
- Ne pas figer la situation à option diagnostique ouverte et respecter le « flou » en médecine pour garder à l'esprit des diagnostics alternatifs et permettre aux signes et symptômes de se clarifier
- Ne pas méconnaître un état morbide
- Utiliser des outils d'information diagnostique : mise en attente du problème, prescription d'examens complémentaires, recours à un avis spécialisé, hospitalisation à visée diagnostique et traitement d'épreuve.

Même si les médecins interrogés ne l'avaient pas explicité sous cette forme, leurs différentes attitudes pouvaient se retrouver dans cette classification.

2. Conséquences

Les conséquences dans leur pratique étaient très variables, dans leurs formes comme dans la durée. Une étude a montré que le délai et la durée des changements de pratique rapportés apparaissaient plus fortement liés à l'impact émotionnel sur le médecin qu'à la gravité des conséquences sur le patient. (15) Pour les médecins que nous avons interrogés, il s'agissait le plus souvent de renforcer les « facteurs évitants », notamment par une plus grande vigilance et une démarche diagnostique plus rigoureuse et approfondie.

Contrairement à ce qu'écrivait P. Klotz et ce qu'ont ressenti les internes (4,16,29), les médecins interrogés n'avaient pas eu de réactions défensives suite à leur erreur (sélection de la patientèle ou des actes, ou au contraire activisme destiné à reconquérir leur estime d'eux-mêmes). Quelques médecins avaient prescrit davantage d'examens complémentaires dans un but préventif plutôt que défensif.

Conclusion et Perspectives

I. Résultats principaux

Par cette analyse, nous avons pu améliorer la compréhension du vécu des médecins face à un retard ou une erreur de diagnostic. La survenue d'un retard ou d'une erreur dans la pratique des médecins interrogés avait entraîné des réactions diverses de leur part. Ils reconnaissaient tous la fatalité d'erreurs dans leur profession, de nombreux facteurs pouvant influencer de manière péjorative l'élaboration d'un diagnostic. Suite à l'erreur, des sentiments positifs et négatifs étaient souvent mêlés. L'arrivée d'une erreur était souvent une épreuve désagréable, plus ou moins culpabilisante, honteuse, dévalorisante, triste ou douloureuse. Certains médecins se protégeaient parfois inconsciemment en oubliant leurs erreurs. Cependant, ils préféraient les connaître car ils estimaient qu'en prenant du recul et en les analysant, ces expériences les faisaient progresser. La diversité des réactions dépendait principalement des médecins eux-mêmes, de leur interprétation de la situation et du sentiment de responsabilité qu'ils avaient dans l'erreur. Leur vécu était aussi dépendant de l'importance des conséquences de l'erreur pour le patient, de la relation que les médecins avaient avec lui avant et à la suite de l'erreur, et des réactions de leurs confrères. Beaucoup de médecins trouvaient bénéfique de dialoguer honnêtement avec le patient, pour eux comme pour lui. Même si cela n'était pas toujours aisé, ils jugeaient positif de parler de leur erreur avec des confrères. Pour minimiser le risque d'erreur, certains médecins avaient modifié une partie de leurs habitudes professionnelles.

II. Perspectives

A. Faire évoluer les mentalités : développer les concepts d'incertitude et de tolérance.

Les études réalisées sur les erreurs et leurs retentissements ont pour but d'intéresser une majeure partie de la population et pas seulement les soignants concernés. Mieux connaître les risques liés aux professions médicales et l'impact de l'erreur dans la pratique amène à faire évoluer les mentalités et à développer les notions d'incertitude et de tolérance.

Dans son livre, P. Klotz, reprend W. Perry qui énonce 4 phases dans l'évolution de l'incertitude chez les étudiants en médecine :
1- Stade manichéen, de dualisme (vrai/faux)
2- Stade de la multiplicité, du pluralisme, incertitude généralisée
3- Stade du relativisme, décision raisonnée
4- Stade de la confiance en soi malgré l'absence de certitude, les risques sont identifiés, évalués, annoncés et consentis

Il nous semble important d'améliorer cette compréhension de la relativité en médecine et le fait qu'il n'y ait pas toujours de « bonne » ou de « mauvaise » attitude. Il y a l'attitude d'un médecin humain, soumis à des contraintes sociales et déontologiques, qui prend une décision à un instant particulier, avec un patient particulier dans des circonstances particulières. D'autres médecins auraient pu agir différemment, mais leur attitude n'aurait pas été forcément considérée comme meilleure.

La tolérance implique de ne plus penser : « Seuls les incompétents font des erreurs, les erreurs n'arrivent pas mais elles sont produites, il faut repérer ceux qui les favorisent. » (3). Cette attitude revient à chercher UN responsable, qui est souvent le dernier maillon de la chaine de décision, afin de dédouaner les autres de toute responsabilité. Or, au vu de la complexité de certaines situations, les erreurs doivent être analysées de manière approfondie, en tenant compte de tous les maillons de la chaine.

Il est également facile et rassurant de dire : « Les erreurs ? Ça ne me concerne pas ! ». Mais cette attitude pourrait, sans mauvaise intention de la part de son auteur, blesser le confrère concerné par l'erreur et favoriser son renfermement. Répéter que les responsables d'erreurs ne sont pas tous des médecins incompétents peut permettre qu'un médecin impliqué ne se considère pas comme un « mauvais médecin ». La levée des tabous peut permettre aux médecins de reconnaître leurs erreurs car celles-ci sont certainement plus nombreuses que nous ne le croyons (9). « Le risque zéro n'existe pas mais on peut s'efforcer d'y tendre. Il est plus rentable de gérer l'imperfection que de rechercher une illusoire perfection absolue » (3).

B. Organiser des formations sur le thème des erreurs et améliorer la réflexivité

Concernant les formations, E. Galam a instauré des séminaires annuels et conférences de 2004 à 2007 avec le groupe REPERES sur le thème : « Dédramatiser et travailler nos erreurs » : « Notre propos est de minimiser l'occurrence et la gravité des erreurs, d'en faciliter la métabolisation dans la relation médecin-patient, et d'aider le praticien, d'une part à assumer ses erreurs, et d'autre part à en tirer les enseignements pour sécuriser et enrichir sa pratique et celle des autres » (1).

Un séminaire par l'Académie de Médecine sur « l'infaillibilité médicale » a eu lieu en 2006. Depuis 2010, des ateliers « Eviter l'Evitable » sont organisés lors des rencontres Prescrire (30). Les années suivantes, d'autres congrès de médecine générale ont traité de ce thème : « De l'erreur médicale à la sécurité du patient » et « L'erreur médicale : mythes et réalités ».

Il nous semble nécessaire que plus de médecins aient accès à ces ateliers et à ces formations sur l'erreur et sur le vécu des médecins généralistes. Les médecins touchés peuvent ainsi comprendre que leurs réactions sont normales, déjà vécues par d'autres et accéder à des clés pour pouvoir dépasser leurs ressentis négatifs, notamment en suivant les exemples de médecins qui prennent du recul, parlent de leurs erreurs et vont de l'avant.

Les formations sur les mécanismes conduisant à l'erreur sont aussi importantes pour aider les médecins à prendre conscience de leurs propres points faibles et limiter les situations à risque. La capacité réflexive de chaque médecin sur sa pratique personnelle est variable. Elle s'acquiert par le recueil régulier et l'analyse des données après l'action, puis par la réflexion pendant les actions suivantes (28). Il est important que les médecins développent leur pratique réflexive et qu'ils limitent le biais de rétrospection afin que leur analyse soit la plus objective possible, sans surestimer ce qu'ils pouvaient réellement faire au moment de l'erreur.

La sensibilisation des médecins au coût global, humain et financier, des erreurs médicales, peut les rendre désireux de travailler sur leur erreurs pour améliorer la qualité des soins en médecine générale (2).

Des formations complémentaires peuvent être proposées : formation à l'aspect médico-légal, travail sur l'estime de soi, la prise de recul, la remise en question régulière etc.

C. Aborder l'erreur en formation initiale ?

Le thème des erreurs médicales n'est nullement abordé lors des études médicales, excepté en Ile-de-France où des séminaires annuels sont organisés depuis 2009 par E. Galam à destination des internes en médecine générale.

La formation à l'erreur était jugée insuffisante par les médecins interrogés. L'intégrer à la formation initiale serait-il pertinent ? Lors des premières années, les étudiants disqualifient l'incertitude, veulent toujours savoir ce qui est vrai, faux et les attitudes précises à adopter. Les erreurs auxquelles ils sont confrontés sont celles survenant lors de leurs examens et qui sont inacceptables pour eux car sanctionnantes (4). Aborder la problématique en premier ou deuxième cycle les déstabiliserait donc certainement. Arrivés en troisième cycle, ils ont pu acquérir une certaine expérience clinique qui peut les aider à relativiser cette dualité première.

Les études médicales favorisent surtout la connaissance de données scientifiques et la compétitivité entre les étudiants. La psychologie du médecin et la prise en compte de ses sentiments n'est nullement abordée. L'auto dérision ou l'humour noir sont souvent utilisés pour masquer ou dédramatiser un ressenti difficile lors de situations délicates. L'apprentissage des différents sentiments du médecin confrontés à un échec peut être intéressant. Un module en ED de médecine générale pourrait être envisagé, en partant de travaux existants comme cela se fait en Ile-de-France. Cependant, dans la thèse qui leur a été consacrée (16), presqu'aucun des internes ne souhaitait de formation formelle à la faculté sous forme de cours. Ils envisageaient plutôt la création d'un forum de discussion sur les erreurs médicales pour permettre aux internes de parler entre eux, même de façon anonyme.

Exploiter la valeur pédagogique des erreurs avec des étudiants semble intéressant. Lors d'une étude (14), 23,7 % des maîtres de stage et 13,6 % des enseignants en 3ème cycle ont déclaré que l'expérience de l'erreur grave a influencé leur choix de faire de l'enseignement et 70 % déclaraient utiliser l'erreur médicale comme outil pédagogique.

P. Klotz (4) propose aussi d'organiser des discussions en petits groupes sur les terrains de stage à partir d'erreurs ayant eu lieu dans le service ou précédant une hospitalisation. Il envisage aussi des exercices de type « cherchez l'erreur » (sur des ordonnances, compte rendus d'observation, lettres...), d'exposer les différences pouvant exister dans les diverses prises en charges (hospitalières, libérale en médecine générale ou dans d'autres spécialités) de plusieurs médecins, de repérer ses propres inaptitudes sensitivo motrices, des formations sur la responsabilité médicale, des jeux de rôles sur la réaction à son erreur ou celle des autres...

D. Parler des erreurs et diversifier les lieux d'écoute et d'échanges

« Le médecin en général, c'est un peu une personne qui n'est jamais écoutée. » (3).

Sans banaliser l'erreur qui reste toujours déplorable, parler des erreurs, petites et grandes, diminue l'hésitation des médecins à confier les leurs. « C'est en exprimant, de manière cadrée et protégée, nos propres histoires d'échecs, d'erreurs et de reproches, que nous pourrons en tirer les enseignements tout en désactivant les démons qui les accompagnent. (...) Nous avons besoin d'un véritable accompagnement marqué par la volonté de reconnaître et dépasser nos erreurs, mais aussi d'apaiser et de restaurer nos images professionnelles dans un contexte de compétences et, osons le dire, de tendresse. » (1).

Les groupes Balint, évoqués par quelques médecins, réunissent régulièrement une dizaine de soignants encadrés par des leaders de formation psychanalytique. Ils réfléchissent sur des cas concrets dans lesquels la relation soignant-soigné a posé problème, avec une démarche réflexive basée sur l'écoute du soignant, des échanges spontanés sans jugement et une confidentialité sans notes écrites. La démarche semble intéressante mais il n'existe qu'une trentaine de groupes en France, répartis inégalement sur le territoire (21).

Il nous semble donc important de favoriser la création de groupes d'échanges de pratique ou groupes de pairs, en privilégiant l'écoute du ressenti du médecin et pas seulement l'accumulation de conseils pour améliorer sa pratique. Outre ces groupes, on pourrait envisager la proposition systématique d'un soutien psychologique à tout médecin mis en examen juridiquement.

En cas de difficultés majeures, l'association d'aide professionnelle aux médecins libéraux propose un numéro d'appel pour dialoguer anonymement avec une équipe de psychologues cliniciens. Ce numéro, non surtaxé, est disponible 24 h sur 24 et 7 jours sur 7 : 0826 004 580. Une écoute, un accompagnement et un suivi peuvent être instaurés mais il ne s'agit pas d'une psychothérapie (31). Un autre site propose d'informer et d'accompagner les médecins qui souffrent particulièrement de burn out : www.souffrancedusoignant.fr.

Développer la confraternité en toutes circonstances est importante tant pour le médecin que pour les patients. Il s'agit d'éviter, comme l'a dit un des médecins interrogés, les « petites phrases assassines » pleines de sous-entendus blessants pour un confrère, particulièrement devant le patient.

Un autre point justifiant la nécessité d'expression autour de l'erreur est la valeur pédagogique de l'erreur pour le médecin et pour les autres. Ce point a été souvent cité par les médecins et il leur semble primordial de pouvoir témoigner de leur erreur pour en favoriser l'analyse en collectivité et éviter à leurs confrères de la reproduire. Les pratiques professionnelles de chacun s'en retrouvent enrichies.

De plus, comme nous l'avons vu, les conséquences dans la pratique ne sont parfois pas durables, le médecin pouvant reprendre ses anciennes habitudes. Si seules les nouvelles erreurs alimentent la vigilance, parler régulièrement de ces erreurs pourrait faire perdurer les conséquences constructives de l'erreur (17).

E. Favoriser la déclaration d'erreurs

Une autre manière de témoigner, d'alerter sur des situations à risques et d'analyser les erreurs pourrait être un système de déclaration anonyme. Le renommé Lancet avait mis en place en Janvier 2001 une démarche qui incitait les médecins à signaler leurs erreurs : « pour dépasser nos erreurs et les éviter, au plus grand bénéfice de nos patients, de la collectivité et de notre équilibre personnel, il nous faut avant tout les comprendre et donc les exprimer et les partager ». Mais le programme s'est arrêté en 2006, faute de contributions (2). Il en a été de même lors d'une démarche identique mise en place par la revue « Responsabilité » en mars 2001 dans l'article : « Quand l'erreur est un trésor ».

L'association « La Prévention Médicale » publie depuis janvier 2006 un cas mensuel clos par un assureur sur le site www.prevention-medicale.org. Depuis 2009, elle propose des exercices d'analyse de risque, leurs corrigés et donne les suites juridiques des situations exposées (28).

Prescrire a créé en octobre 2007 un programme « Eviter l'Evitable » sur son site internet (www.prescrire.org) visant à recueillir de manière anonyme toutes les situations à risques, d'erreurs ou d'événements indésirables, vécues par les médecins abonnés (28). Afin de mieux les analyser, tirer des enseignements et soutenir ces médecins, un dialogue téléphonique est instauré entre chaque participant et un correspondant chargé d'analyse de la revue Prescrire. Une observation détaillée de l'évènement est ensuite rendue anonyme à son auteur. L'équipe de la rédaction Prescrire restitue aux abonnés les informations issues des signalements sous forme d'alertes ou de textes, dans la revue, sur le site internet ou lors d'ateliers. Ce projet est toujours en cours. Il semble répondre à des souhaits émis dans d'autres études (2). Des auteurs ont aussi évoqué la création d'un « observatoire en évènements indésirables en médecine générale » (15). Mais « le frein majeur identifié à la déclaration des erreurs par les médecins généralistes est constitué par la sanction personnelle que représente le fait d'avoir fait une erreur. » (2).

F. Poursuivre les recherches

Les travaux réalisés étant principalement centrés sur la médecine générale, il nous semble intéressant d'étudier le vécu des médecins hospitaliers face à l'erreur médicale.

De plus, même si nous avons abordé le vécu du patient confronté à une erreur, celui-ci ne l'a été que par le regard des médecins interrogés. Des recherches sur la perception du doute en médecine et des erreurs par les patients nous paraissent essentielles.

Références

1. Galam É. L'erreur médicale. Rev Prat Med Gen. 2003;(626):1231-4.

2. Adouani ML. L'erreur médicale en médecine générale : Identification des résistances des médecins généralistes à déclarer leurs erreurs [Thèse d'exercice]. [France]: Université de Nice-Sophia Antipolis. Faculté de Médecine; 2010.

3. Galam E. L'erreur médicale, le burn-out et le soignant. Springer; 2012. 322 p.

4. Klotz P, Ivernois J-F d'. L'Erreur médicale : Mécanismes et prévention. Paris: Maloine; 1994.

5. Committee on Quality of Health Care in. To Err Is Human: Building a Safer Health System. America, Washington; 2000.

6. Wu AW. Medical error: the second victim. The doctor who makes the mistake needs help too. BMJ. 18 mars 2000;320(7237):726-727.

7. La Revue Prescrire. Erreurs en médecine ambulatoire : une recherche balbutiante. Rev Prescrire. août 2003;23(241):543-544.

8. Galam E. Soins : l'erreur est humaine ? Pratiques. oct 2012;39:20-21.

9. Galam E. Dédramatiser et travailler nos erreurs. Rev Prat Med Gen. 2005;19(33):377-80.

10. Brami J, Amalberti R. La sécurité du patient en médecine générale. Paris: Springer; 2010.

11. La Revue Prescrire. Eviter l'Evitable. Rev Prescrire. déc 2005;25(267):881-945.

12. Pratiques. L'erreur en médecine. Pratiques. oct 2012;(59):12-87.

13. HAS. Annonce d'un dommage associé aux soins. Guide destiné aux professionnels de santé exerçants en établissements de santé ou en ville. 2011.

14. La Revue Prescrire. La valeur pédagogique de l'erreur. févr 2005;25(258):130.

15. Chaneliere M. Impact des évènements indésirables sur la pratique des médecins généralistes: étude qualitative auprès de 15 praticiens de la région Rhône-Alpes [Thèse d'exercice]. [Lyon, France]: Université Claude Bernard; 2005.

16. Venus E. L'erreur médicale : Impact et gestion par les internes du département de médecine générale Paris Diderot [Thèse d'exercice]. [France]: Université Paris Diderot - Paris 7. UFR de médecine; 2011.

17. Teisserenc L. Retentissement psychique de l'expérience de l'erreur médicale chez le médecin généraliste [Thèse d'exercice]. [France]: Aix-Marseille Université. Faculté de Médecine; 2013.

18. Blanchet A, Gotman A. L'entretien. Paris: Armand Colin; 2010.

19. Kaufmann J-C, Singly F de. L'entretien compréhensif. Paris: Armand Colin; 2007.

20. Association française des jeunes chercheurs en médecine générale, Frappé P. Initiation à la recherche. Neuilly-sur-Seine; [Paris]: GM Santé ; CNGE; 2011.

21. Société Médicale Balint France [Internet]. Disponible sur: http://www.balint-smb-france.org/

22. Les registres du discours [Internet]. 2013. Disponible sur: http://users.skynet.be/fralica/refer/theorie/theocom/communic/niveaux.htm

23. Dovey S, Meyers D, Phillips R, Green L, Fryer G, Galliher J, et al. A preliminary taxonomy of medical errors in family practice. Qual Saf Health Care. sept 2002;11(3):233-238.

24. Hamoudi K. La gestion du risque d'erreur diagnostique en soins primaires par les médecins généralistes juniors : une étude clinique exploratoire [Thèse d'exercice]. [France]: Université Paris-Est Créteil Val de Marne; 2009.

25. Lamari-Touil A. Le risque d'erreur diagnostique en médecine générale ambulatoire: analyse d'un échantillon de dossiers médico-juridiques d'une société d'assurance civile professionnelle [Thèse d'exercice]. [France]: UPEC. Faculté de médecine; 2010.

26. Braun R.N, (traduit et adapté par le GROUPE IMAGE). La Casugraphie : le concept de « cas » selon R.N. Braun dans la gestion du risque en situation diagnostique « ouverte ». Ecole Nationale de la Santé Publique; 2000.

27. Groupe de travail et de la Commission XV. L'Académie Nationale de Médecine recommande, dans l'intérêt des malades, un Humanisme Médical pour notre Temps. Académie Nationale de Médecine; 2011.

28. La Revue Prescrire. Le soignant, l'erreur et son signalement. Rev Prescrire. juin 2010;30(320):456-460.

29. Wu AW, Folkman S, McPhee SJ, Lo B. Do house officers learn from their mistakes? JAMA J Am Med Assoc. 24 avr 1991;265(16):2089-2094.

30. La Revue Prescrire. Apprendre à tirer parti des erreurs : un atelier de réflexion individuelle et collective. nov 2011;31(337):863-866.

31. Association d'Aide Professionnelle aux Médecins Libéraux [Internet]. Disponible sur: www.aapml.fr

TAXONOMIE DE L'ERREUR MÉDICALE (P.KLOTZ)		
ERREURS COGNITIVES	**ERREURS SENSORI MOTRICES**	**ERREURS D'ATTITUDES**
1. Diagnostiques	1. Inaptitude physique	**1. Facteurs propres aux médecins**
1.1 Mémorisation	2. Défaut de prédisposition	a. Affectifs
1.1.1. PRIMAIRES (ignorances)	3. Manque d'entraînement	b. Caractériels
1.1.2 SECONDAIRES (oublis)	4. Inadéquation du matériel	c. Culturels et linguistiques
1.1.3 TERTIAIRES (restitution)	5. Difficultés propres de l'acte	d. Éthique
a. Connaissances médicales		e. Gestionnaires
b. Faits concernants les personnes		f. Réaction à l'erreur
c. Carences de recyclage		g. Gestion de la surinformation
1.2 Raisonnement		h. Conception de l'objectif de soins
1.2.1 STADE PRÉ-TEST		i. Prise en compte des coûts
1.2.1.1 Recueil des informations		j. Attitude à l'égard des médecines parallèles
a. Interrogatoire		k. Coordination des soins
b. Examen physique Tableau clinique Contexte		
1.2.1.2 Formulation des hypothèses		**2. Facteurs circonstanciels**
		a. Environnement
a. Similitudes/fréquence		b. Conditions psychologiques
b. Sur et sous estimation		c. Relation médecin-malade
1.2.2 TESTS DE CONFIRMATION		d. Conditions d'équipement
a. Choix		
b. Quantité (trop ou trop peu)		**3. Facteurs liés aux patients**
c. Interprétation		
d. Prise en compte de l'évolution		
1.2.3 DÉCISION POST TEST		
a. Appréciation du rapport risques + coûts/bénéfices		
b. Pronostic		
c. Protocole de surveillance		
2. Éxécution des décisions prises		
2.1 Erreurs par défaut		
2.2 Erreurs qualitatives		
2.3 Erreurs par excès		
2.4 Erreur de séquence		
2.5 Erreur de délai		

Tableau 1

Annexes

Annexe 1 : Mail de sollicitation envoyé aux médecins généralistes maîtres de stage universitaires

A l'attention des praticiens généralistes maîtres de stage,

Chers confrères, chères consœurs,

Je m'appelle Clémence Savage et suis interne en dernier semestre de médecine générale à la faculté de Lille 2, actuellement en SASPAS.

Je réalise une étude qualitative, dans le cadre de ma thèse de doctorat, sur le vécu des médecins généralistes face aux retards ou erreurs de diagnostic. Cette thèse est dirigée par le Docteur Deleplanque.

Les erreurs médicales ont été peu étudiées en France car elles font souvent l'objet d'un tabou. Cependant les retards ou erreurs de diagnostic peuvent fréquemment survenir dans la pratique d'un médecin généraliste. Ces évènements ne sont pas toujours sans conséquences pour le médecin, tant sur le plan professionnel que personnel. Notre étude a pour but de mieux comprendre le vécu du praticien généraliste confronté à ces situations.

Pour cela je recherche des médecins généralistes, maîtres de stage à la faculté ou non, qui accepteraient de m'accorder un entretien individuel. Pour le bon déroulement de celui-ci, un temps de 45 minutes minimum doit être dégagé. Les données retranscrites seront strictement anonymes.

Je me tiens à votre disposition en semaine ou le week-end. Je peux me déplacer facilement.

Merci de me répondre au plus vite par :

- Téléphone : 06 xx xx xx xx
- Mail : clemence.xxxx@gmail.com

Je sais que vos sollicitations sont nombreuses, c'est pourquoi je vous remercie par avance de l'intérêt que vous manifesterez à l'étude de ce sujet et à la bonne réalisation de cette thèse.

Cordialement,

Clémence Savage

Annexe 2 : Guide d'entretien

I. Présentation
- De moi-même et du sujet de thèse : **Je m'appelle Clémence Savage. Je suis interne en dernier semestre de médecine générale à la faculté de Lille 2, actuellement en stage en SASPAS. Je réalise une thèse qualitative sur le vécu des médecins généralistes face aux retards ou erreurs de diagnostic. Pour cela je réalise des entretiens individuels semi dirigés d'environ 30 minutes avec des médecins généralistes. Cet entretien sera enregistré avec votre accord. Les données retranscrites seront anonymes et ne serviront qu'à la réalisation de cette thèse. Je vous remercie d'avoir accepté de participer à cette étude.**
- Du médecin interviewé : **Quel est votre âge ? Depuis quand êtes-vous installé ? Quelle est votre type d'activité ? Comment est organisé votre cabinet ? Combien d'actes réalisez-vous par jour en moyenne ? Participez-vous à des formations médicales continues ? Etes-vous maître de stage ou impliqué dans la faculté?**

II. Définition de l'erreur diagnostic
- **Pour vous, comment définiriez-vous l'erreur de diagnostic ?**
- **Quelles en seraient les limites ?**
- **De même, selon vous quelles sont les limites dans la définition du retard de diagnostic ?**

III. Facteurs favorisants
Selon vous, quels seraient les facteurs pouvant favoriser une erreur de diagnostic ?

Pensez-vous que... puissent favoriser une erreur de diagnostic ?

- **la relation avec le patient**
- **le caractère pluri pathologique du patient**
- **des facteurs contextuels (fin de journée, jour d'affluence)**
- **votre propre état de santé**
- **la diversité des champs de la médecine générale**

IV. Vécu de l'erreur de diagnostic
Vous souvenez-vous d'un retard ou d'une erreur de diagnostic qui vous serait arrivé ?

Comment l'avez-vous vécu ?

Dans quelle mesure en avez-vous parlé avec d'autres ? (Famille, confrère...)

Cela a-t-il été ou reste-il douloureux pour vous ?

Comment cela a-t-il modifié votre activité professionnelle ? (pratiques constructives ? défensives ?)

V. Conséquences relationnelles avec le patient
Quelles en ont été les conséquences relationnelles avec le patient (ou sa famille) ?

Comment a évolué votre relation médecin malade avec les autres patients ?

VI. Conclusion
Quelles leçons tirez-vous de cette erreur ? Avez-vous des remarques à ajouter ?

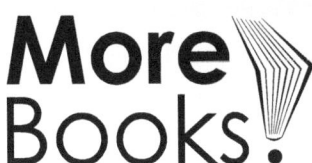

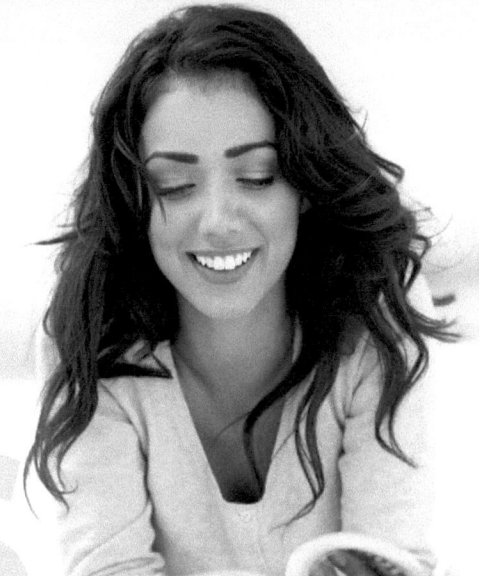

Oui, je veux morebooks!

I want morebooks!

Buy your books fast and straightforward online - at one of the world's fastest growing online book stores! Environmentally sound due to Print-on-Demand technologies.

Buy your books online at
www.get-morebooks.com

Achetez vos livres en ligne, vite et bien, sur l'une des librairies en ligne les plus performantes au monde!
En protégeant nos ressources et notre environnement grâce à l'impression à la demande.

La librairie en ligne pour acheter plus vite
www.morebooks.fr

VDM Verlagsservicegesellschaft mbH
Heinrich-Böcking-Str. 6-8
D - 66121 Saarbrücken

Telefax: +49 681 93 81 567-9

info@vdm-vsg.de
www.vdm-vsg.de

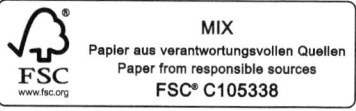

Printed by Books on Demand GmbH, Norderstedt / Germany